Müller

Die 50 besten Entzündungs-Killer

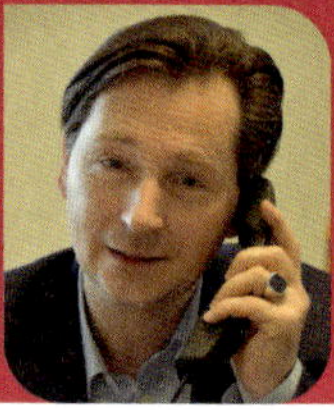

Prof. PhDr. Sven-David Müller, M.Sc., lebt für die Themen Ernährung und Gesundheit. Sein Berufsweg wurde maßgeblich durch seine Erkrankung an Diabetes mellitus Typ 1 im Alter von 6 Jahren geprägt. Nach den Ausbildungen zum staatlich geprüften Diätassistenten und Diabetesberater folgte ein Studium der angewandten Ernährungsmedizin, das er als Master of Science (M.Sc.) abschloss. Im Anschluss studierte er Gesundheitswissenschaften und promovierte zum Doktor der Philosophie in Gesundheitswissenschaften (PhDr.). Seit über 32 Jahren ist er in Beratung und Wissenschaft tätig. Er ist Autor von 208 populärwissenschaftlichen Sach- und Fachbüchern im Bereich Gesundheit und Ernährung. Für seine Tätigkeit in der Ernährungsaufklärung wurde er 2005 mit dem Bundesverdienstkreuz ausgezeichnet, 2013 erhielt er einen Ehrendoktor-Titel und 2014 wurde ihm die Ehrenmedaille für Kunst und Wissenschaft der Albert Schweitzer Gesellschaft verliehen. Sven-David Müller ist Lehrbeauftragter der Donau Universität Krems. Er ist am Leibniz-Institut DSMZ-Deutsche Sammlung von Mikroorganismen und Zellkulturen in Braunschweig beschäftigt. Das Institut für Healthcare Management der Management Universität Warschau hat ihn im November 2021 zum Honorarprofessor ernannt.

Prof. PhDr. Sven-David Müller, M.Sc.

Die 50 besten Entzündungs-Killer

Stille Entzündungen besiegen

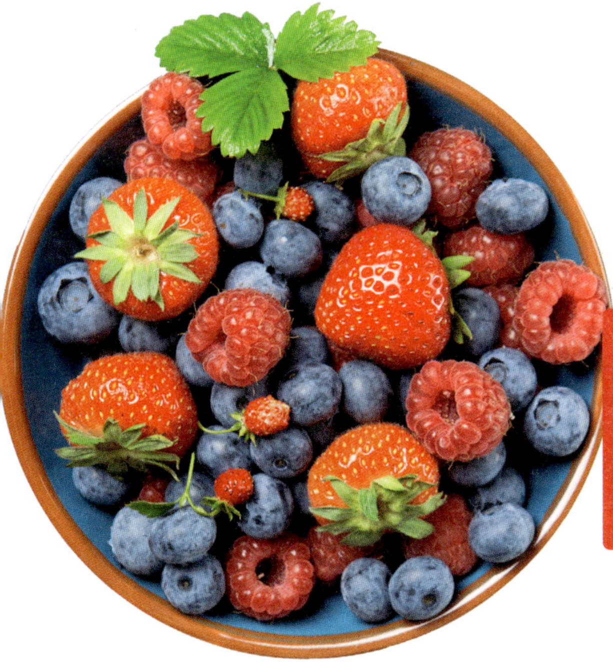

TRIAS

Liebe LeserInnen,

seit einigen Jahren liefert die Wissenschaft immer mehr Beweise, dass viele chronische Krankheiten – auch Übergewicht, Fettsucht (= Adipositas) und Diabetes mellitus Typ 2 – auf Entzündungen im Körper zurückzuführen sind. Dabei geht es nicht um solche lokalen akuten Entzündungen, die jeder kennt, sondern um eine andere Form, die kaum wahrnehmbar und daher besonders tückisch ist. Diese chronische, dauerhafte Entzündung, die ohne die klassischen Symptome verläuft, heißt stille bzw. stumme Entzündung oder auch »silent inflammation«. Es handelt sich um ein relativ neues, innovatives Forschungsgebiet. Man weiß aber bereits, dass in Deutschland mehr als die Hälfte der Bevölkerung davon betroffen ist.

Heutzutage sind hierzulande etwa 60 Prozent der Männer und 50 Prozent der Frauen zu dick, jeder Zwölfte hat Diabetes mellitus und jeder Vierte Bluthochdruck. Millionen Menschen leiden an Arthritis, Rheuma, Gicht, erhöhtem Cholesterinspiegel und Herz-Kreislauf-Erkrankungen. Viele dieser Krankheiten sind auf Fehl- und Überernährung, Bewegungsmangel und Stress – und damit einhergehenden Entzündungsvorgängen im Körper – zurückzuführen. Es wird höchste Zeit, etwas gegen dieses lodernde Feuer zu tun. In dem medizinischen Fachausdruck »Inflammation« steckt sogar das Wort Flamme. Auch wenn wir das ruhige Feuer in unserem Inneren nicht wahrnehmen, so schädigt es langfristig doch massiv unseren gesamten Organismus. Das kann sich in unterschiedlichen Leiden äußern. Das Spektrum reicht von ungewollter Gewichtszunahme über eine Erhöhung des Blutzuckerspiegels bis zu Gelenkveränderungen. Außerdem schreitet der Alterungsprozess schneller voran, Wohlbefinden und Stimmung werden negativ beeinflusst. Stress forciert diesen Prozess genauso wie Fehl- und Überernährung, Bewegungsmangel oder schädliche Strahlen. Und auch Medikamente (z. B. Antibiotika) haben einen Einfluss.

Eine besondere Rolle bei sowohl der Entstehung als auch der Bekämpfung von Entzündungen spielt unsere Darmflora. Sie haben bestimmt schon mal am eigenen Leib gespürt, dass unser Verdauungssystem und unser Gehirn eng miteinander verbunden sind (z. B. bei Übelkeit oder Durchfall durch Angst oder Aufregung). Wissenschaftliche Untersuchungen zeigen mehr und mehr, dass sich unser Gehirn und unser Darm ständig »unterhalten«, die Kommunikation erfolgt über das Nervensystem, den Blutkreislauf und über Botenstoffe wie Hormone. Aktuelle Untersuchungen haben sogar ergeben, dass Stoffwechselprodukte bestimmter Darmbakterien ins Blut gelangen, Entzündungen des Gehirns auslösen und somit die Entstehung mancher Krankheiten begünstigen – beispielsweise Parkinson, Alzheimer oder Autismus. Auch bei Menschen mit psychischen Krankheiten wie Depressionen, Angstzuständen oder Schizophrenie spielt eine krankhaft veränderte Darmflora eine Rolle. Und die Bahnen zwischen Darm und Gehirn laufen in beide Richtungen. Im Darm liegt also ein wichtiger Ort für oder gegen Entzündungen.

Die Auslöser sowie die Auswirkungen von stillen Entzündungen sind vielfältig. Und genauso vielfältig können Sie sich auch davor schützen. In diesem Buch habe ich Ihnen die Liste der wichtigsten Entzündungs-Killer zusammengestellt. Die Methoden beziehen sich auf Ernährung, Bewegung, Entspannung und spezielle, geheime »Hausmittelchen«.

Noch findet man auf der Suche nach Forschungsergebnissen zu »Silent Inflammation« in den internationalen medizinischen Datenbanken nicht viel. Aber die existierenden Publikationen von renommierten Wissenschaftlern haben es in sich. Ich freue mich, Ihnen die aktuellsten Erkenntnisse dieses aufregenden Forschungsgebiets vorstellen zu können und Ihnen die antientzündliche Ernährungsweise nahezubringen – oder besser gesagt: schmackhaft zu machen. Mit ein paar Tricks, die Sie problemlos in Ihren Alltag einbauen können, haben Sie die Möglichkeit, langfristig Ihr Wohlbefinden zu steigern, Gewicht abzubauen, Erkrankungen vorzubeugen oder Beschwerden entscheidend zu lindern. Sagen Sie den Entzündungen den Kampf an.

Ein gesundes Leben – mit Feuer und Flamme im richtigen Maß – wünscht Ihnen Ihr

Sven-David Müller, MSc.

Wenn der Körper in Flammen steht

Die Welt der Entzündungen

Im besten Fall sollen Entzündungen den Körper schützen. Sie können aber auch zu einem riesigen Problem werden.

Eine massive akute Entzündung kennen wir alle – beispielsweise in Form von roter, heißer, schmerzender Haut nach einem Sonnenbrand oder als brennende pochende Wunde, wenn man sich in den Finger geschnitten hat. Die Reaktion unseres Organismus mit einer Entzündung kann richtig und wichtig sein. Aber wenn unser Körper praktisch immer entzündet ist und es zu einer »Silent Inflammation« kommt, reagieren viele Botensysteme. Irgendwann werden wir dick und krank – und fast immer bemerken wir es zu spät.

Was sind Entzündungen?

Man unterscheidet akute und chronische Entzündungen. Sie laufen im Körper als Immunreaktionen an bestimmten Orten ab. Im Fachjargon werden Entzündungen – »Inflammatio« – bzw. die dadurch verursachten Krankheiten immer mit der Endung »-itis« versehen. Arthritis (Gelenkentzündung), Gastritis (Magenschleimhautentzündung), Bronchitis (Entzündung der Bronchien der Atemwege) oder Zystitis (Blasenentzündung) sind bekannte Beispiele. (Eine sprachliche Ausnahme bildet die Lungenentzündung, die als Pneumonie und nicht als Pneumonitis bezeichnet wird.)

Mit einer Entzündung reagiert der menschliche Organismus auf schädigende Reize – wie beispielsweise Verletzungen, Gift- und Schadstoffe, Krankheitserreger, Fremdkörper oder physikalische und chemische Reize. Jeder das normale Maß übersteigende Reiz kann eine Entzündungsreaktion des Immunsystems auslösen. Entzündungen sollen den Organismus schützen.

Eine Entzündung erkennt man an den folgenden klassischen Zeichen:

- Rötung
- Schwellung
- Überwärmung (Hitze an der entzündeten Stelle oder Fieber)
- Schmerzen
- Einschränkung der Funktion (beispielsweise verminderte Bewegungsfähigkeit)

Diese fünf Entzündungszeichen haben schon die berühmtesten Ärzte der Antike – Celsus und Galen – beschrieben. Nicht immer sind die Entzündungszeichen erkennbar und nur teilweise nachvollziehbar. Die Bildung von Eiter geht immer auf eine Entzündung zurück. Zur Entzündung kommt es, wenn etwas in den Körper eindringt bzw. eine Schädigung hervorruft. Dies führt zu einem Reiz für eine Abwehrreaktion, für das das Immunsystem verantwortlich ist. Die entzündliche Reaktion findet im betroffenen Abschnitt des Körpers und im umliegenden Gewebe sowie in den beteiligten Blut- und Lymphgefäßen statt.

Wie läuft die Entzündungsreaktion ab?

Die fremdartige Zelloberfläche der Eindringlinge lockt weiße Blutkörperchen an, die die Bösewichte bekämpfen und Botenstoffe ausschütten, die weitere Abwehrzellen aktivieren. Für die Entzündungsreaktionen sind spezielle Zellen des Abwehr- bzw. Immunsystems – nämlich Granulozyten, Makrophagen und Lymphozyten – verantwortlich. Es kommt zur Phagozytose von Fremdkörpern und Mastzellen werden in das entzündete Gewebe geschwemmt. Wenn es zu einem schädlichen Reiz kommt, schüttet der Körper spezifische Botenstoffe aus: Zytokine (z. B. Interleukin 1 und Interleukin 6) und Prostaglandine. Dadurch kommt es zur Erweiterung der Blutgefäße, zur verbesserten Durchblutung, zu erhöhter Stoffwechselaktivität des Gewebes und dadurch auch zu Rötung und Erwärmung. Der erhöhte Druck in den Blutgefäßen führt zum Austritt von Flüssigkeit und Abwehrzellen in die Gewebe – bedingt durch Histamin, Prostaglandine, Kinine und Serotonin, und das wiederum ist mit Schwellung und auch Schmerzen assoziiert. Schmerzen folgen insbesondere durch die Ausschüttung von Prostaglandin E2 und I2 sowie Bradykinin und andere Kinine sowie von Zytokinen wie Tumornekrosefaktor. Der Schmerz hat das Ziel der Ruhigstellung des entzündeten Körperabschnitts und der Schonung durch geringe Aktivität. Schwellung und Schmerzen wiederum führen oft zu Einschränkungen der Funktion. Die gesamte Entzündungsreaktion soll zur Heilung beitragen.

Entzündungen lauern überall

Es gibt kein Körperteil oder Organ, das nicht von einer Entzündung betroffen sein kann – von Zahnfleisch oder Nagelhaut über Herzmuskel bis zur Hirnhaut. Und wer hat wohl noch nichts von einer Sehnenscheiden- oder einer Schleimbeutelentzündung gehört? Schon ein kleiner Pickel geht fast immer (vor allem, wenn er gedrückt wird) mit einer Entzündung einher. Selbst kleine Zahnfleischentzündungen oder eine nicht auskurierte Erkältung können zu einer oftmals lebensbedrohlichen Herzmuskelentzündung (Myokarditis) führen. Wir können uns praktisch nicht vor Entzündungen schützen. Sie lauern überall und haben zahlreiche Gründe.

Was sind die Auslöser?

Entzündungen haben in den letzten 30 Jahren sprunghaft zugenommen. Wir können schädigenden Einflüssen nicht entkommen. Es gibt auf dem Planeten Erde keinen Ort mehr, der nicht belastet ist. Und jeder einzelne Mensch trägt auch selbst auf vielfältige Weise zur weiteren Belastung bei.

Die Liste der Ursachen ist lang, hier ein Auszug:

- Verletzungen und Fremdkörper
- Gifte (natürliche und künstliche), wozu auch Medikamente, z. B. Antibiotika, Reinigungsmittel sowie Pestizide auf gespritztem Obst und Gemüse gehören
- Schadstoffe in der Atemluft wie Feinstaub, Schwermetalle und Asbest oder Substanzen in der Kleidung
- Krankheitserreger wie Viren, Pilze und Bakterien
- Physikalische Reize (Druck und Reibung)
- Stoffwechselprodukte (wie Harnsäurekristalle oder Kalziumoxalat)
- Thermische Reize (extreme Kälte und Hitze)

- Strahlung, z. B. Elektrosmog (Handy), im Flugzeug oder natürliche Sonnenstrahlung oder Solarium (UV-Licht)
- Chemische Reize (Säuren, Laugen, Toxine, Enzyme)
- Unausgewogene, unnatürliche Ernährung mit viel Fast Food und Fertigprodukten (siehe auch »Der Mensch ist, was er isst«, Seite 21)

Das alles ist nicht sofort krank machend – aber es macht uns eben nicht gesünder.

Wir können diese vielfältigen Gefahren zwar minimieren. Aber das reicht noch nicht aus, um uns wirkungsvoll vor stillen Entzündungen schützen zu können. Dafür brauchen wir richtige Entzündungs-Killer, die das Abwehrsystem so scharf schalten, dass es nicht zu stillen oder auch lauten Entzündungen kommen kann.

Stille Entzündungen als schweigender Feind in unserem Körper

Entzündungen haben eine wichtige Bedeutung für den Körper, wenn sie lokal in einem kleinen Gebiet auftreten und schnell vorüber sind. Grundsätzlich wird bei einer Entzündungsreaktion auch gesundes Gewebe beeinträchtigt. Das ist insbesondere bei chronischen Entzündungen bedenklich. Wenn sie – auf Dauer – den gesamten Körper betreffen, können Entzündungen aber auch schaden.

Daher gibt es immer wieder eine gegen Entzündungen gerichtete Therapie. Denken Sie dabei nur an Cortison bei entzündlichem Rheuma oder chronisch entzündlichen Darmerkrankungen (Morbus Crohn und Colitis ulcerosa). Cortison ist die weltweit am häufigsten verschriebene entzündungshemmende Substanz. Der menschliche Körper schüttet das Hormon bei Stresssituationen, im Hungerstoffwechsel beim Fasten sowie bei Infektionen selbst aus.

Die in der klassischen Schulmedizin eingesetzten entzündungshemmenden Medikamente heißen Antiphlogistika (»anti« = gegen und »phlogosis« = Entzündung). Diese Medikamente wirken gegen die Entzündung – sie sind antiinflammatorisch oder antiphlogistisch. Daneben setzt die Schulmedizin in der Entzündungshemmung auch auf physikalische Verfahren.

Die Entzündungs-Killer, die in diesem Buch beschrieben werden, beseitigen oder schwächen die körpereigene oftmals überschießende Entzündungsreaktion ab oder beseitigen schlicht und ergreifend die Ursache. Andere Entzündungs-Killer beugen der Entzündung vor. So können viele Erkrankungen, darunter auch Krebs, vermieden oder die Symptome abgeschwächt werden.

Allergiker profitieren in besonderem Maße vom täglichen Konsum der Entzündungs-Killer. Allergien führen nicht nur zu den klassischen Immunreaktionen wie Juckreiz, laufender Nase oder Atemwegsbeschwerden. Gleichzeitig werden Substanzen freigesetzt, die zu chronischen Entzündungen führen. So kommt es beispielsweise bei Pollenallergien oft zu Entzündungen der Bindehäute der Augen, der Nase (Sinusitis), der Haut (Dermatitis) oder der Bronchien. Damit versucht der Körper den schädigenden Reiz (Allergen) rasch und wirkungsvoll zu bekämpfen.

Wie man Entzündungen feststellt

Na klar, den nach einem Insektenstich entzündeten Finger oder die Entzündung der Augenbindehäute können Sie und der Arzt einfach feststellen. Aber es gibt viele Entzündungszustände, die es Ihnen und Ihrem Therapeuten nicht so leicht machen. Fieber oder ein unbestimmtes allgemeines Krankheitsgefühl mit nicht erklärlicher Abgeschlagenheit und Schwäche weisen auf eine Entzündung hin. Sie sollten einen Arzt zurate ziehen, der mit einer Blutuntersuchung Klarheit verschaffen kann.

Laborwerte zur Feststellung einer Entzündung

Leukozyten: Ein Wert zwischen 3.800 bis 10.500 Leukozyten pro Mikroliter Blut gilt als normal. Ein Anstieg oder Abfall der weißen Blutkörperchen weist auf eine Entzündung hin.

C-reaktives Protein (CRP): Unter 5 mg/l ist der CRP-Wert normal. Darüber ist von einer Entzündung auszugehen.

IgE-Spiegel: Ein vermehrtes Auftreten von Immunglobulinen (erhöhter IgE-Spiegel) spricht für eine Entzündung.

Blutsenkungsgeschwindigkeit (BSG): Ein normaler Wert für Männer liegt zwischen 3 und 10 mm nach einer Stunde. Ein normaler Wert für Frauen liegt zwischen 6 und 20 mm nach einer Stunde. Eine beschleunigte Blutkörperchensenkung deutet auf eine Entzündung hin.

Procalcitonin (PCT): Ein Anstieg über die Grenze des Normalwerts (0,5 µg/l) spricht für eine Entzündung.

Interleukin 6 (IL-6): Ein stark erhöhter Spiegel von IL-6 (über dem Normalwert von ca. 1 pg/ml) ist ein Entzündungsmarker.

Lassen Sie regelmäßig den CRP-Wert bestimmen, denn das hochsensitive C-reaktive Protein, das auch als unspezifisches Entzündungsprotein bezeichnet wird, ist erhöht, wenn auch die verborgensten Entzündungen vorliegen. Selbst kleinste Entzündungsherde führen zu einem Anstieg der zum größten Teil in der Leber gebildeten Eiweißstoffe.

Bei Entzündungen sind auch die Akute-Phase-Proteine erhöht. Zu diesen Eiweißen gehören unter anderem Coeruloplasmin, Fibrinogen oder C3. Jeder schlummernde Entzündungsherd lässt sich durch einen Test auf C-reaktives Protein relativ rasch und preiswert entlarven. Viele Ärzte bieten den Test als

Kassenleistung an – ein sehr energisches Nachfragen lohnt sich! Aber schon die Blutsenkung, die zum regelmäßigen Check-up gehört, gibt Hinweise auf stille Entzündungen. Und der Cortisonwert im Blut ebenfalls.

Der beste Anhaltswert für Entzündungen auf zellulärer Ebene ist das Verhältnis von Arachidonsäure und Omega-3-Fettsäuren. Aus Arachidonsäure werden im Körper entzündungsfördernde Substanzen gebildet. Demgegenüber blockieren Omega-3-Fettsäuren die Bildung von entzündungsvermittelnden Substanzen. Das Verhältnis von Arachidonsäure und Omega-3-Fettsäuren (EPA = Eicosapentaensäure) sollte unter 4 sein. Das Verhältnis von Omega-6-Fettsäuren zu Omega-3-Fettsäuren sollte bei 2 zu 1 liegen. In der westlichen Welt liegt es aber bei 15 zu 1. Es werden demzufolge zu viele Omega-6-Fettsäuren und zu wenig Omega-3-Fettsäuren zugeführt. Wer also reichlich Omega-3-Fettsäuren aufnimmt, kann so Entzündungen massiv hemmen. Wie das funktioniert, erfahren Sie in verschiedenen Killer-Tipps.

Der Mensch ist, was er isst

Die Art und Weise, was und wie ein Mensch isst und trinkt, hat enormen Einfluss auf seinen Entzündungsstatus. Im Laufe des Lebens nimmt der Mensch durchschnittlich 30.000 Kilo feste Nahrung und 50.000 Liter Flüssigkeit auf. Bedauerlicherweise traktieren wir unsere Körper allzu häufig mit Lebensmitteln, die diesen Begriff (nämlich im eigentlichen Sinne »Mittel für das Leben«) gar nicht verdienen, die sich stattdessen wie folgt zusammenfassen lassen: »von Natur keine Spur«. Das heute klassische Ernährungsverhalten vieler Menschen kann man so benennen: »Selbstmord mit Messer, Gabel und Trinkgefäß«.

Betrachtet man die Entwicklungsgeschichte des Menschen, so kennt unser Organismus viele Substanzen erst seit einigen Jahrzehnten und kann damit noch nicht richtig umgehen. Dazu gehören beispielsweise praktisch alle Zusatzstoffe wie Süßstoffe oder Geschmacksverstärker und viele mehr. Noch vor 500 Jahren – und das ist eine relativ kurze Zeitspanne in Anbetracht der mehrere Millionen Jahre andauernden Menschheitsgeschichte – gab es auf dem Gebiet des heutigen Deutschlands kein Soja, keine Kiwis, keine Ananas und auch kein Straußensteak. Und diese Aufzählung ließe sich sehr lange weiter fortsetzen.

Es ist wichtig, sich zu fragen: Was essen wir und was macht das mit unserem Organismus, unserer Gesundheit und unserem Wohlbefinden? Wie soll unser Körper fertigwerden mit Pommes rot-weiß, mit industriell gezuckerten Getränken wie phosphatsäurehaltiger Cola oder künstlich aromatisiertem Wasser, mit texturiertem Sojaprotein, mit versalzenen Chips und mit allerlei Light-Produkten und Fertiggerichten? Was stellen wohl die darin enthaltenen künstlichen Zusatzstoffe – Aromen, Verdickungsmittel, Emulgatoren, Geschmacksverstärker, Konservierungsmittel, Fruktose und andere Zucker und natürlich Süßstoff – mit unserem Körper an? Überall lauert das dick machende Glutamat, das uns immer mehr essen lässt und uns immer dicker macht. In diesen lange haltbaren Produkten stecken kaum mehr Vitamine und Mineralstoffe, nur die Kalorien bleiben erhalten. Warum kaufen und (fr)essen wir diese Produkte in solchen Massen? Bei jedem Supermarktbesuch bin ich immer wieder aufs Neue erstaunt. Achten Sie mal bewusst darauf, was Ihre Mitmenschen und Sie im Einkaufswagen haben: Wie ist das Verhältnis von Süßigkeiten, Knabberkram, Fertigsoßen, Tiefkühlprodukten und Kuchen einerseits und frischem regionalem und saisonalem Gemüse und Obst, Milch und frisch gebackenem Vollkornbrot andererseits?

Und muss es ständig so viel Bier, Wein, Sekt oder Schnaps sein? Ist all das nötig, um das Leben zu ertragen? Kann man nicht auch mit selbst gemachten Smoothies oder Wassermelonen-Bowle ein lustiges Fest feiern? Alkohol ist ein Zellgift und der Konsum führt zu Entzündungen.

Und das alles soll spurlos an unserem Körper vorübergehen? Nein, natürlich nicht. Mit unserer heutigen ungesunden Lebensweise – voller künstlicher Substanzen, Fast Food und Antibiotika – zerstören wir unsere Darmflora, was zu einem löchrigen Darm (»leaky gut«) und in Folge zu Unverträglichkeiten, Allergien und Entzündungen – den Geißeln des 21. Jahrhunderts – führt.

Mit schlimmen Folgen …

Unser heutiger Lebensstil – mit der modernen westlichen Ernährungsweise, viel Stress und wenig Bewegung, vielen unterschiedlichen Schadstoffen in der Umwelt und zu wenig Entspannung – führt zu stillen Entzündungen. Diese verlaufen oftmals jahrelang unbemerkt und beschwerdefrei – sozusagen im Untergrund. Der Organismus wird jahrelang durch dieses schwelende Feuer belastet, ohne dass es einem bewusst ist. Im Körper ist sozusagen Unordnung eingekehrt: Zu viel Cortison schwimmt im Blut, die Blutzuckerregulierung verschlechtert sich und auch andere Prozesse laufen nicht, wie sie sollen. Erst wenn Schäden auftreten, die oft für den Arzt nicht erklärlich und schwer zu behandeln sind, stellen wir sie deutlich fest. Stille Entzündungen sind eine unheimliche Gefahr für die Gesundheit.

Je länger das Dauerfeuer der Entzündungsreaktion im Körper unerkannt und unbehandelt bleibt, desto mehr Schaden kann es anrichten.

Und was ist das Resultat? Wir bezahlen mit einer krankhaft veränderten Darmflora, Übergewicht sowie zahlreichen chronischen Krankheiten.

Hier eine Liste der Erkrankungen, die durch stille Entzündungen ausgelöst werden:

- Chronische Müdigkeit und Migräne
- Neurodermitis oder Schuppenflechte (Psoriasis)
- Reizdarmsyndrom, Darmerkrankungen

- Diabetes mellitus
- Gelenkbeschwerden, Rheuma, Arthritis und Arthrose
- Niereninsuffizienz
- Hyperurikämie und Gicht
- Leberschäden
- Bluthochdruck
- Erhöhter Cholesterinspiegel, Arteriosklerose
- Schlaganfall
- Herzerkrankungen, Herzinfarkt
- Depressionen und Demenz (siehe unten)
- Krebserkrankungen (etwa bei jedem fünften bösartigen Tumor vermuten Experten heute als Ursache eine stille Entzündung)

Schnelleres Altern

Der Alterungsprozess lässt sich zwar nicht aufhalten und er geht an niemandem vorüber, aber durch dauerhafte Entzündungen kommt es zur besonders schnellen Alterung. Wissenschaftler sprechen tatsächlich auch vom »Entzündungsaltern«, »Silent Aging« oder »Inflamm-Aging«. Und schnell altern wollen wir doch alle nicht. Die Hemmung von Entzündungen durch eine antiinflammatorische Ernährungsweise und einen gesunden Lebensstil hat daher immer auch einen »Anti-Aging-Effekt«. Ein verminderter Entzündungsstatus ermöglicht ein langsameres Altern. Ist das nicht wunderbar?

Depressionen und Demenz

Seit längerer Zeit ist bekannt, dass schwer therapierbare Depressionen mit erhöhten Entzündungswerten im Blut einhergehen. Daher werden bei depressiven Patienten auch oft regelmäßig die Entzündungswerte im Blut bestimmt und teilweise mit antientzündlichen Medikamenten unterstützend therapiert. Wissenschaftler der Berliner Charité konnten nun im Rahmen von Studien herausfinden, dass Depressionen tatsächlich auch durch unterschwellige Entzündungsreaktionen ausgelöst werden können. Die Entzündung setzt im Gehirn Botenstoffe frei, die dort eine Kettenreaktion auslösen. Wird diese nicht unterbrochen, halten sich die Entzündungsprozesse in verschiedenen Gehirnregionen gegenseitig pingpongartig in Gang. Dieser sich selbst erhaltende Entzündungsvorgang ist für die Betroffenen nicht wahrnehmbar. Aktuell läuft an der Charité eine Studie, bei der Depressionspatienten mit einem entzündungshemmenden Medikament gegen Akne (Minocyclin) behandelt werden. Noch sind die Ergebnisse nicht ausgewertet.

Wenn Depressionen, die durch stille Entzündungen bedingt sind oder gefördert werden, unbehandelt bleiben, können die Entzündungen das Gehirn langfristig schädigen. Das kann eine Demenz hervorrufen. Wissenschaftler in den USA konnten nachweisen, dass Depressionen und Demenz auch auf eine veränderte Darmflora zurückzuführen sein können. Dadurch kommt es einerseits zu Entzündungen und andererseits wird der Darm durchlässig für Toxine und Stoffe, die das Gehirn schädigen.

KILLER-TIPP

Übergewicht und Entzündung – wie hängt das zusammen? Und welche Rolle spielt da die Darmflora? Übergewicht (durch Fehl- und Überernährung) begünstigt die Entstehung von Entzündungen. Das Fettgewebe selbst ist oftmals Entzündungsherd. Die übermäßig prall gefüllten Fettzellen sind außerordentlich aktiv und sie produzieren entzündungsfördernde Hormone und andere Botenstoffe. Übergewichtige haben praktisch immer einen erhöhten Cortisonspiegel. Andererseits kommt es durch chronische Entzündungsherde auch zur Gewichtszunahme. Eine Reihe von Studien zeigt auch, dass Übergewicht durch eine ungünstig veränderte Darmflora begünstigt wird. Es ist ein wahrer Teufelskreis. Aber es gibt auch erfreuliche Nachrichten: Mit jedem Gramm Gewichtsabnahme geht die Entzündung zurück und dadurch wird die Gewichtsabnahme immer leichter. Menschen, die abnehmen möchten, müssen immer auch gegen die Entzündung kämpfen und etwas für eine gesunde Darmflora tun. Und das klappt – quasi »automagisch« – mit den richtigen Killern. Ich empfehle Leuten, die abspecken wollen, die tägliche Einnahme von Multivitamin-Mineralstoff-Präparaten sowie medizinisch relevanten Probiotika. Durch eine regelmäßige und angemessene körperliche Betätigung sollte der Körperfettanteil reduziert werden, er sollte nicht höher als 30 Prozent liegen.

Der Darm mischt mit

Der Darm spielt eine besonders wichtige Rolle. Ein schwacher Darm führt zu Entzündungen, ein starker Darm beugt diesen vor.

Nicht erst seit dem Bestseller »Darm mit Charme« wissen wir alle, wie wichtig der Darm als Ausscheidungsorgan ist und welchen Stellenwert die Darmflora für die gesamte Gesundheit einnimmt. Aber wer nimmt das zweite Gehirn im Darm wirklich zur Kenntnis und pflegt es so wie die Haut? Kaum jemand. Es wird höchste Zeit, das Thema »Darm« nicht als eklig und tabu zu betrachten, sondern sich interessiert näher damit zu beschäftigen. Bereits der griechische Arzt Hippokrates zitierte: »Der Tod liegt im Darm.« Anders ausgedrückt: Gesundheit beginnt und endet im Darm. Diese Erkenntnis ist so alt wie die Medizin selbst. Schon in jahrtausendealten Schriften ayurvedischer Ärzte wird der Darm als Zentrum der Gesundheit beschrieben. Und die moderne Wissenschaft bestätigt das mit Hunderttausenden von Studien.

Niemand kann sich rund um die Uhr lebenslang vor Entzündungen schützen. Eine vollständige Abschirmung ist praktisch ausgeschlossen. Aber das Entzündungsgeschehen kann mit all seinen negativen Auswirkungen vermindert werden. Vielen Entzündungen lässt sich effektiv vorbeugen – dadurch, dass die Darmflora im Gleichgewicht ist.

Verdauungstrakt und Darmflora

Während die durchschnittliche Körperoberfläche (Haut) zwischen 1,6 und 1,9 Quadratmeter schwankt, umfasst die Oberfläche des Magen-Darm-Traktes zwischen 30 und 40 Quadratmetern. Wir haben also in uns drinnen mindestens 20-mal so viel Oberfläche wie außen. Das liegt vor allem an der komplexen Struktur des Dünndarms mit seinen vielen Falten,

Zotten und Krypten. Alles ist darauf ausgelegt, die Oberfläche möglichst groß zu gestalten, damit wir die Bausteine der Nahrung gut aufnehmen können. Der Magen-Darm-Trakt ist fast vollständig mit Schleimhaut ausgekleidet. Diese Schleimhaut ist der Wohnort der Bakterien. Unsere Darmflora – auch Mikrobiom (sozusagen »Mikroleben«) genannt – wiegt mit rund zwei Kilogramm deutlich mehr als das menschliche Gehirn (1200 bis 1350 g).

Wussten Sie, dass in unserem Verdauungstrakt, der vom Mund bis zum After reicht, rund 40 Billionen (40.000.000.000.000) Bakterien leben? Der gesamte menschliche Organismus umfasst bei einem Gewicht von 70 Kilogramm rund 30 Billionen Körperzellen. Demzufolge besiedeln uns mehr »fremde (Bakterien-) Zellen« als »körpereigene« Zellen. Daraus lässt sich auch die Wichtigkeit dieser Mikroorganismen ableiten; ohne sie ist das menschliche Leben nicht möglich.

Der Verdauungstrakt (insbesondere der Darm) verfügt über das höchstausgebildete Abwehrsystem des menschlichen Körpers. In einem gesunden Magen-Darm-Trakt sind dreimal mehr Immunzellen vorhanden als in der Milz, dem Knochenmark und dem Lymphsystem mit seinen Knoten zusammen. Mindestens 1000 verschiedene Bakterienarten besiedeln den Darm – dänische Wissenschaftler haben kürzlich erst 500 neue entdeckt und beschreiben ihren Einfluss auf die menschliche Gesundheit in einer aktuellen wissenschaftlichen Veröffentlichung als enorm: Sie steuern den Großteil aller Stoffwechselvorgänge und sorgen für Ent- oder Vergiftung. Die Darmbakterien produzieren lebenswichtige Vitamine, Enzyme, kurzkettige Fettsäuren und Aminosäuren sowie einige Hormone. Manche stellen Substanzen her, die krank machende Mikroorganismen abtöten.

Die Darmflora bestimmt entscheidend über das Ausmaß von Entzündungen, Allergien und Unverträglichkeiten. Die Zusammensetzung der Darmflora beeinflusst das Risiko der Entwicklung von Übergewicht und Fettsucht (Adipositas) und Diabetes mellitus bis zu Autismus und Schizophrenie. Auch auf die psychische Gesundheit hat die Darmflora massiven Einfluss.

Fast täglich gibt es neue Erkenntnisse über den Einfluss der Darmflora auf unsere Gesundheit und unser Wohlbefinden. Und ganz viel hängt mit der entzündungshemmenden Wirkung einer gesunden Darmflora bzw. der entzündungsfördernden Wirkung einer krankhaft veränderten Darmflora zusammen.

Da die wichtigen Bakterien ständig aktiv sein und sich fortpflanzen müssen und dabei nicht lange überleben, brauchen wir jeden Tag gesunde Nahrung inklusive Probiotika.

Aber wer hält sich daran? Wir haben in der Regel eine ungesunde Darmflora und sind daher krank und dick oder neigen zumindest dazu. Kennen Sie jemanden, der keine Verdauungs- oder Figurprobleme hat?

Wenn der Darm irritiert ist

Bei einer unausgewogenen Ernährungsweise und einer krankhaft veränderten Darmflora befinden sich ständig viele Gifte und Schadstoffe in unserem Darm. Das überfordert unser Abwehrsystem und führt zu Entzündungen und Erkrankungen aller Art. Substanzen, die normalerweise ungefährlich sind, führen zu allergischen Reaktionen, Pseudoallergien, Unverträglichkeiten und Beschwerden wie Kopfschmerzen oder Bauchdruck. Immer mehr Menschen leiden an einem gereizten Darm, den der Arzt als »Colon irritabile« bezeichnet. Das Reizdarmsyndrom mit Blähungen, Bauchschmerzen und anderen Problemen ist auch auf die Zusammensetzung der Darmflora zurückzuführen. Mikroentzündungen, die bei einer ungesunden Darmflora häufig sind, lösen in der Darmschleimhaut

KILLER-TIPP

Wenn Sie die Bakterienverhältnisse in Ihrem Darm bestimmen lassen möchten, sprechen Sie mit Ihrem Arzt. Solch ein Test ist möglich, jedoch handelt es sich leider um eine sogenannte IGeL-Leistung – Sie müssen also selbst dafür bezahlen, die Kosten werden von Krankenkassen in der Regel nicht übernommen. Sie können dafür unter anderem mit dem BIOVIS-Institut der biovis Diagnostik in Limburg (Adresse im Anhang Seite 124) Kontakt aufnehmen.

eine Sensibilisierung des Darmnervensystems aus und das kann zum Reizdarm führen. Der irritierte Darm wiederum setzt Substanzen frei, die ihn weiter irritieren und weiter krank machen.

Antibiotika und Co. zerstören die Darmflora

Was meinen Sie, was passiert, wenn wir die größte Oberfläche unseres Körpers – unseren Darm –nicht schützen, sondern die dort lebenden guten Mikroorganismen, die uns vor schädlichen Eindringlingen schützen, durch Antibiotika zerstören? Viele Ärzte verschreiben leider zu häufig die »gegen das Leben« gerichteten Killer-Substanzen – und das auch bei Leiden, gegen die sie nachweislich nicht wirken (können). Zu den klassischen Erkältungszeiten, in denen Viren zu Halsweh, Schnupfen, Husten und erhöhter Temperatur führen, wird zu diesen Substanzen gegriffen, die Bakterien zerstören – und nicht Viren. Dabei werden nicht nur die bösen, krank machenden Bakterien vernichtet, sondern eben auch all die guten, die uns vor Krankheiten überhaupt erst schützen.

Bei jedem dritten Menschen wird die Darmflora mindestens einmal im Jahr vollständig zerstört. Und danach siedeln sich leider krank machende Keime im Darm an. Es kommt zum löchrigen Darm (leaky gut). Die Darmschleimhaut (besser gesagt die Tight Junctions) wird durchlässig. Durch diese Löcher gelangen dann Allergene und Gifte und andere gefährliche

Stoffe, Nahrungsbausteine und Mikroorganismen in unseren Körper. Allergien, Entzündungen und oftmals chronische Erkrankungen sind die Folge.

Nicht nur Antibiotika zerstören die Darmflora. Gleiches gilt auch für die so häufig verordneten oder frei in der Apotheke gekauften Magensäureblocker (Protonenpumpenhemmer). Die Kombination aus Antibiotika und Protonenpumpenhemmern lässt praktisch keine gesunden Bakterien überleben. Nach einer solchen Therapie, die bei Magenschleimhautentzündungen üblich ist, brauchen Sie in jedem Falle Probiotika als Nahrungsergänzungsmittel-Präparat.

So bringen Sie Ihren Darm wieder auf Vordermann

Wenn Sie Ihre durch Antibiotika oder andere Medikamente zerstörte Darmflora neu aufbauen wollen, warten Sie eine ausreichend lange Zeit ab, bevor Sie beginnen. Noch während der Medikamenteneinnahme anzufangen macht keinen Sinn, denn die guten Mikroorganismen werden dann direkt wieder abgetötet. Antibiotika haben eine lange Halbwertszeit – sie wirken also noch lange im Körper nach. Beginnen Sie mit dem Aufbau der Darmflora erst 3 Tage nach Einnahme des letzten Antibiotikums. Es dauert mindestens 3 bis 4 Wochen, bis die Darmflora wieder gesund ist. Und das nur, wenn Sie jeden Tag mindestens 2 Milliarden probiotische Keime aufnehmen.

KILLER-TIPP

Eigentlich ist es doch so einfach... Statt Fertiggerichten öfter mal selbst mit frischen Zutaten kochen – das ist das Geheimnis.
Natürliche gesunde Lebensmittel mit bunt-gemischten Entzündungs-Killern gibt es im Supermarkt, im Bioladen oder im Reformhaus.
Das ist zu teuer? Stimmt nicht. Kräuter beispielsweise kann jeder auf der Fensterbank, auf dem Balkon oder im eigenen Garten selber ziehen. Brot ist sowieso nicht teuer. Und frisches Obst und Gemüse sind selbst in Bio-Qualität günstig, wenn man auf saisonale und regionale Sorten achtet und planungsvoll einkauft, sodass nicht die Hälfte im Mülleimer landet. Jeder von uns hat ausreichend finanzielle Ressourcen für eine abwechslungsreiche, ausgewogene Ernährung. Es ist alles nur eine Sache von Prioritäten. Gibt man sein Geld lieber für Urlaub, Auto, Designerklamotten und Smartphone aus oder investiert man es in Gesundheit und Wohlbefinden?

Neben der Zufuhr von präbiotischen Präparaten ist eine gesundeitsförderliche, probiotikareiche Ernährung unverzichtbar. Verzichten Sie auf Alkohol sowie gesüßte und kohlensäurehaltige Getränke, denn all das zerstört die gesunde Darmflora. Wenn Sie Zucker und Weißmehlprodukte meiden und täglich ausreichend Joghurt, Seefisch, Obst und Nüsse sowie Milchprodukte mit lebenden Milchsäurebakterien essen, tun Sie Ihrem Darm und Ihrer Gesundheit einen großen Gefallen. So verschwinden dann lästige Blähungen, übermäßiger Appetit, Unwohlsein, Kopfschmerzen und Lethargie von ganz allein.

Wie Sie diese genannten Entzündungs-Killer-Tipps in Ihrem Alltag umsetzen und was noch gegen stille Entzündungen hilft, erfahren Sie im nächsten Kapitel.

Die 50 besten Entzündungs-Killer

Entzündungen? Endlich ein Ende!

Das Phänomen der stillen Entzündungen war bekannt, nur die Ursachen nicht. Hier finden Sie jetzt neben Erklärungen auch Auswege.

1 Probiotika = Nonplusultra!

Jeden Tag lesen wir von Probiotika, und dass wir sie jeden Tag zu uns nehmen sollten. Aber was heißt das eigentlich? Probiotika heißt nichts anderes als »für das Leben«. Damit sind Probiotika das Gegenteil von Antibiotika (= »gegen das Leben«) – die Medikamente, die wir allzu häufig bei bakteriellen Infektionskrankheiten einnehmen. Und das Wissen um Probiotika, das uns heute so neu erscheint, ist schon mehr als 100 Jahre alt. Bereits im Jahr 1908 erhielt der russische Arzt Professor Dr. Ilja Ilych Mechnikov den Nobelpreis für seine bahnbrechenden Forschungsergebnisse zum Immunsystem und zu den Milchsäurebakterien. Schon damals propagierte er eine probiotikareiche Ernährungsweise. Er hatte unter anderem entdeckt, dass die Völker des Kaukasus, die täglich probiotikareiche Sauermilchprodukte aufnehmen, besonders gesund und widerstandsfähig waren und ein sehr hohes Alter erreichten.

Mittlerweile sind die vielseitigen Effekte von Probiotika wissenschaftlich nachgewiesen:

- Reduktion von Durchfall (Diarrhoe)
- Produktion natürlicher Substanzen gegen krank machende Bakterien, Viren und Pilze
- Hemmung krank machender Keime wie Clostridium difficile
- Reduktion bei entzündlichen Prozessen durch Senkung von Tumornekrosefaktor Alpha, Calprotectin, Alpha-1-Antitrypsin
- Förderung der Resorption von bakteriell gebildeten Vitaminen (Folsäure und Vitamin K)
- Produktion von Enzymen, Aminosäuren, kurzkettigen Fettsäuren und Hormonen

Probiotika bauen die intakte Darmbarriere auf, helfen dabei, das Darmimmunsystem zu stärken und dadurch Entzündungen vorzubeugen.

Aber was genau ist denn jetzt diese geheimnisvolle Wunderwaffe? Probiotika sind eine Zubereitung, die bestimmte lebende Mikroorganismen enthält. Neben Hefepilzen handelt es sich hauptsächlich um Milchsäurebakterien bzw. Laktobazillen.

Diese Bakterien kommen natürlicherweise in unserem Körper vor – auf der Haut und auf Schleimhäuten, insbesondere im Darm. Die Darmflora ist also der wichtigste Bestandteil unseres Mikrobioms, also der Gesamtheit aller Bakterien im Körper.

Eine gesunde Darmflora enthält größtenteils sogenannte bacteroide Bakterien, die sich positiv auf unsere Gesundheit auswirken. Medikamente und eine falsche Ernährungsweise können diese Bakterien-Balance im Darm stören.

Wer gesund, aktiv und schlank leben möchte und Entzündungen vorbeugen will, braucht jeden Tag eine ordentliche Portion Probiotika in Form von Naturjoghurt (Seite 47), Kefir (Seite 46), Sauerkraut oder anderen milchsauervergorenen Gemüsen, Kombucha oder Brottrunk (Seite 44). Diese natürlichen Lebensmittel können bestehende Leiden jedoch nicht lindern. Das ist insbesondere darauf zurückzuführen, dass die Menge zu gering ist und andererseits meist nur eine Sorte probiotisch wirksamer Mikroorganismen enthalten ist. Aber unsere Darmflora setzt sich aus vielen verschiedenen Bakterienstämmen zusammen und daher benötigen Sie auch viele verschiedene in ausreichender Menge, um konkrete Effekte erzielen zu können.

Wenn allerdings bereits Entzündungen vorliegen, brauchen Sie medizinisch relevante Probiotika-Präparate aus der Apotheke (z. B. OMNI BIOTIC 6 oder 10), denn nur darin sind ausreichende Mengen enthalten.

Ihr Arzt oder Apotheker kann Sie hierbei beraten. Die Dosierung muss entsprechend hoch sein, damit die gesunden Probiotika die krank machenden Keime verdrängen können. Eine Milliarde Keime pro Gramm Keimmasse sollten es nach der Leitlinie der Deutschen Gesellschaft für probiotische Medizin mindestens sein. Achten Sie darauf, dass das Präparat milchzuckerfrei ist, da Laktose von manchen Menschen nicht vertragen wird. Die natürlichen Bakterienkulturen nehmen Sie möglichst täglich zweimal ein – idealerweise vor dem Frühstück und vor dem Schlafengehen. Natürlich mit Wasser und nicht mit Kaffee oder alkoholischen Getränken. Perfekt können sie wirken, wenn sie mit einem Abstand von 15 bis 30 Minuten zur nächsten oder letzten Mahlzeit aufgenommen werden. Die positiven Effekte können Sie bereits nach wenigen Wochen der täglichen Einnahme spüren.

2 Darmbakterien mit Präbiotika füttern

Für einen gesunden Darm braucht es neben Probiotika – also lebenden Mikroorganismen – auch regelmäßig Präbiotika, also deren Nahrung. Präbiotika sind das Substrat für die gesundheitsförderlichen Bakterien im Darm.

Diese Substanzen zählen zu den wichtigsten Präbiotika:

- Pektin (z. B. in Orangen- oder Apfelschale; siehe Killer-Tipp 8 auf Seite 53)
- Resistente Stärke (z. B. in abgekühlten, gekochten Kartoffeln oder Nudeln)
- Oligofruktose und das Vorprodukt Inulin (teilweise in Joghurts zugesetzt)
- Guarkernmehl (Verdickungsmittel; in bestimmten Lebensmitteln zugesetzt)
- Weitere Ballaststoffe (Faserstoffe)

Ballaststoffe, also pflanzliche Fasersubstanzen, sind für unseren Magen-Darm-Trakt unverdaulich. Doch die probiotischen Bakterien, die dort angesiedelt sind, können sie verwerten; besser gesagt: Sie leben von ihnen. Präbiotika kann man durch eine ausgewogene naturbelassene Ernährung zu sich nehmen (siehe Beispiele oben) oder in Form von Nahrungsergänzungsmitteln. Lassen Sie sich hierzu vom Arzt oder Apotheker beraten.

Durch Präbiotika können sich die wichtigen Darmbewohner wie die anaeroben, unter Sauerstoffabschluss lebenden Bakterienarten (wie Akkermansia muncíniphila und Faecalibacterium prausnizii) deutlich vermehren. Auch Bifidobakterien und Laktobazillen gedeihen besonders gut. Sie bilden kurzkettige Fettsäuren (z. B. Milchsäure und Essigsäure), die die Darmschleimhaut ernähren. So werden nicht nur im Darm, sondern im gesamten Körper Entzündungen gehemmt.

Zudem klappen Verdauung bzw. Stuhlgang wie geschmiert: kein Durchfall, keine Verstopfung, keine Schmerzen und kein Gestank. Stattdessen eine regelmäßige Verdauung zwischen alle zwei Tage bis zweimal am Tag.

KILLER-TIPP

Wenn Sie unter Verstopfung oder unregelmäßiger Verdauung leiden, verzichten Sie bitte auf Abführmittel. Diese greifen auf unnatürliche Art in unseren Organismus ein. Sie sind überflüssig, wenn Sie ein paar einfache Hebel im Alltag betätigen: täglich 1,5–2 Liter Wasser trinken, auf regelmäßige Bewegung in Alltag und Freizeit (Sport) achten und statt hochverarbeitete Fertignahrung auf eine ballaststoffreiche, natürliche Ernährung mit vielen Pro- und Präbiotika setzen.

3 Darmbakterien frohlocken – mit Haferflocken

Statt Cornflakes, Schokopops und Co. sollten es häufiger mal Haferflocken sein! Hafer gehört zu den besten Getreidearten überhaupt. Gegenüber Weizen, Roggen und Gerste enthält er deutlich mehr Vitamine und Mineralstoffe wie beispielsweise Eisen und Zink. Und sogar Menschen, die unter Zöliakie (Getreideeiweißunverträglichkeit) leiden, vertragen in der Regel reinen Hafer sehr gut. Die im Hafer enthaltenen Beta-Glukane senken nachweislich den schlechten Cholesterinspiegel. Neben den Beta-Glukanen enthält Hafer beachtliche Mengen an Zink, einem wirkungsvollen Entzündungshemmer (siehe auch Killer-Tipp 9 auf Seite 54).

Essen Sie also häufiger mal Haferbrot, Haferknäckebrot und Haferflocken. Ein Porridge (feiner Haferbrei) zum Frühstück oder als Zwischenmahlzeit ist ein leckerer und sättigender Entzündungs-Killer – und vor allem schnell und preiswert gemacht. Ein tolles Rezept finden Sie im Rezeptteil (Seite 119).

4 Ab und zu ein Schluck Brot

Brot zum Trinken? Ja, richtig gehört! Der Deutsche Bäckermeister Wilhelm Kanne Senior hat den Brottrunk neu erfunden. Seit Urzeiten bekannt war der alkoholhaltige Kwaas. Herr Kanne forschte und erfand eine Methode, ein alkoholfreies, milchsauer vergorenes Getränk herzustellen – aus ökologisch angebautem Vollkorngetreide und frischem Quellwasser (natürlich aus eigener Quelle in der Nähe der Produktionsstätte). Brottrunk ist heute in jeder Drogerie und jedem Reformhaus erhältlich. Dieser besondere Drink enthält neben wertvollen B-Vitaminen auch probiotische Milchsäurebakterien, die Entzündungsprozesse reduzieren können.

Ein großer Vorteil: Der Brottrunk ist vollständig milchzuckerfrei und wird damit auch von den Millionen Menschen vertragen, die unter einer Laktoseintoleranz (Milchzuckerunverträglichkeit) leiden. In den meisten anderen probiotischen Produkten (Joghurt und Co.) ist Laktose (Milchzucker) enthalten. Das kann zu unangenehmen Blähungen, Bauchschmerzen und Durchfall führen.

Empfehlung zum Genuss: Optimalerweise trinken Sie morgens, mittags und abends jeweils 150 ml Brottrunk, in einem großen Glas gemischt mit etwas Apfelsaft. Wenn Ihnen der Brottrunk zu sauer ist, können Sie mit etwas Zuckerrübensirup süßen, am besten aus dem Reformhaus oder dem Bioladen in echter Bioqualität. Das besondere Getränk ist eine supergesunde Ergänzung für den Anti-Entzündung-Speiseplan.

5 Kefir – das Geheimnis des Kaukasus

Seit Jahrtausenden ist Kefir bekannt. Angeblich soll der Prophet Mohammed den orthodoxen Gläubigen im Kaukasus gezeigt haben, wie man Kefir herstellt. Seit Anfang des 20. Jahrhunderts haben Mediziner die Heilwirkung von Kefir erkannt und es ihren Patienten bei Magen-Darm-Beschwerden empfohlen. In der Volksheilkunde wird Kefir sogar als »lebensverlängernd« beschrieben. Das ist in erster Linie auf den »Erfinder« der probiotischen Medizin, den Nobelpreisträger Ilja Iljisch Metschnikow (1845–1916), zurückzuführen. Er hatte in seinen Schriften erklärt, das hohe Lebensalter, das viele Menschen im damaligen Rumänien und Bulgarien erreichten, sei auf den regelmäßigen Verzehr von milchsäurevergorenen Produkten wie Joghurt, Sauerkraut oder Kwaas (Brottrunk) zurückzuführen. Wissenschaftlich gesichert ist die probiotische Wirkung von Kefir: Kefir kann krank machende Mikroorganismen wie Listerien innerhalb eines Tages um 90 Prozent reduzieren.

Kefir ist ein leicht dickflüssiges Sauermilchgetränk, das etwas Kohlensäure und ganz wenig Alkohol enthält. Kefir wird, ebenso wie Joghurt, aus Milch hergestellt, die milchsauer vergoren wird. Aber bei Kefir kommen nicht nur Milchsäurebakterien, sondern auch spezielle Hefepilze zum Einsatz, die auch als Kefirpilze bezeichnet werden: Candida kefyr, Candida lactis und Candida utilis. Das Produkt hält sich im Vergleich zu Milch sehr lange.

Kefir enthält nicht nur verschiedene Probiotika, sondern auch die wichtigen Mineralstoffe Kalzium und Magnesium sowie die Vitamine A, B_1, B_2, B_6, B_{12}, D, Folsäure und Niacin. Die in Kefir enthaltenen probiotischen Hefepilze können sogar den Wert des Tumornekrosefaktors Alpha im Blut beeinflussen. Vielleicht ist das ein Grund dafür, warum Kefir als Entzündungs-Killer wirkt.

Wenn Sie durch Kefir antientzündliche Effekte erzielen möchten, müssen Sie täglich mindestens drei Gläser, also insgesamt einen halben Liter, trinken. Aber auch Kefir ist kein medizinisch relevantes Probiotikum, sondern trägt lediglich zu einer gesunden Lebensweise bei. Sie können Kefir entweder als fertiges Produkt im Supermarkt kaufen oder es selbst zu Hause herstellen. Dazu benötigen Sie einfach nur Kefirpilze, die Sie im Reformhaus erhalten.

6 Auf die sauer-süß-sämige Art

Essen Sie jeden Tag Joghurt. Denn Joghurt fördert Ihre Gesundheit, Ihr Wohlbefinden und beugt Entzündungen vor. Joghurt wird aus Milch mit lebenden Milchsäurebakterien (Laktobazillen) hergestellt. Die Milchsäurebakterien sorgen dafür, dass Joghurt sauer schmeckt. Sie verwandeln den in der Milch enthaltenen Zucker (Laktose) zu Milchsäure (Laktat). Die Ansäuerung führt zur Veränderung des Milcheiweißes und macht den Joghurt stichfest. Die Milchsäurebakterien können sich vermehren und den Joghurt zu einem gesunden Produkt machen, wenn er nicht übermäßig erhitzt und möglichst frisch verzehrt wird – und zwar ganz naturbelassen: ohne Zucker, Konservierungsmittel oder andere Zusatzstoffe, die vielen Fruchtjoghurts künstlich zugesetzt sind. Und natürlich sollte auch nicht zu viel Fett drinstecken – optimal wären 0,1 Prozent.

Lactobazillen und Bifidobakterien, die im Joghurt vorkommen, wehren in den Körper eingedrungene Keime ab und geben dem Immunsystem einen echten Schub. Sie können so leichten und schweren Entzündungen im Körper vorbeugen.

Sogenannten probiotischen Joghurts werden nach der Joghurtherstellung selbst probiotische Kulturen beigemischt. Zwar ist die Menge der enthaltenen Probiotika relativ gering. Nichtsdestotrotz sind Joghurts und andere Sauermilchprodukte wichtiger Bestandteil einer gesunden Ernährungsweise. Optimalerweise essen Sie jeden Tag eine große Portion Joghurt, um Ihr Abwehrsystem zu verbessern und Entzündungen einzuschränken.

Joghurt können Sie ganz einfach auch zu Hause selbst machen – dafür brauchen Sie nur Milch und Joghurtkulturen (Joghurtpulver, Ferment), die Sie im Reformhaus erwerben können.

KILLER-TIPP

So einfach macht man Joghurt selbst: Frische Milch in einem Topf auf 90 Grad erhitzen und 5 Min. köcheln lassen, dann auf 50 Grad abkühlen lassen. Jetzt folgt das »Impfen«: Das Pulver mit den Milchsäurebakterien in die Milch rühren (Menge lauf Packungsangabe). In sterile Gläser füllen, verschließen, für 12 Stunden bei konstanten 50 Grad in den Backofen stellen, zwischendurch immer mal wieder Ofen kurz ausschalten. Zum Schluss die Gläser noch über Nacht im ausgeschalteten Backofen stehen lassen. Fertig. Der Joghurt hält sich im Kühlschrank 3–4 Tage.

7 In Bewegung bleiben – im richtigen Maß!

Dass körperliche Aktivität gut für die Gesundheit ist, weiß jeder! Doch es kommt auf das Ausmaß an. Ein Zuviel kann auch bei Bewegung negative Folgen haben. Welche Dauer, Häufigkeit und Art optimal sind, erfahren Sie in diesem Kapitel.

Bei Bewegung bzw. körperlicher Aktivität unterscheidet man drei Ebenen: Alltagsbewegung, Freizeitbewegung und Sport.

- Alltag: Im »normalen« täglichen Leben sollte man stets in Bewegung bleiben: statt Aufzug die Treppe

nehmen, mit dem Fahrrad statt mit dem Auto fahren usw.
- Freizeit: Am Wochenende oder im Urlaub kann man sich mit »bewegenden« Aktivitäten spaßig und gesundheitsfördernd die Zeit vertreiben, z. B. samstags tanzen, sonntags spazieren gehen oder Fahrrad fahren usw.
- Sport: Ob allein oder im Verein – ab und zu sollte man sich so richtig auspowern. Man sollte sich eine Sportart suchen, die immer wieder Freude bereitet.

Beim Sport lautet die Devise: Freizeitsport ja, (Hoch-) Leistungssport nein! Durch Leistungssport werden nämlich Stresshormone ausgeschüttet und es kommt zu zahlreichen Verschleißerscheinungen, beispielsweise Mikroverletzungen und teilweise massiven entzündlichen Veränderungen der Muskulatur. Überlasten Sie Ihre Muskulatur nicht. Wenn Sie unter massivem Muskelkater leiden, haben Sie zu heftig Sport getrieben. Lassen Sie es in Zukunft etwas ruhiger angehen. Wiederholte zu intensive Trainingseinheiten sowie Übertraining können das Immunsystem und die Darmflora ungünstig beeinflussen. Das vermindert die Aktivität der körpereigenen Fresszellen (Phagozyten). Auch die Menge der wichtigen Antikörper an den Schleimhäuten sinkt messbar. Das gesamte Immunsystem wird durch körperliche Überlastung angegriffen.

Grundsätzlich wirken sich Bewegung und Sport im richtigen Maß positiv auf das gesamte Mikrobiom und die Darmflora aus. Es gibt Hinweise darauf, dass bei sportlich aktiven Menschen sowohl Anzahl als auch Vielfalt der Darmbakterien höher sind als bei Couch-Potatoes. Sport stimuliert die Produktion von Antikörpern und kann verschiedene entzündungshemmende Enzyme im Darm lokal vermehren. Bewegung im richtigen Maß baut Stress ab und hilft, unterschwellige Entzündungen einzudämmen bzw. den Übergang von der stillen zur manifesten Entzündung zu verhindern.

Wichtige Regeln für die richtige Bewegung:

- Jeden Tag 10.000 Schritte – das sollte das Ziel sein.
- Die richtige Balance: Ausdauer- und Krafttraining im Wechsel. Moderat heißt hierbei das Zauberwort.
- Wann immer möglich, raus an die frische Luft.
- Es geht nicht um Muskelberge, sondern darum, sich zu aktivieren und zu entspannen.
- Mehrmals pro Woche, optimalerweise jeden zweiten Tag, ins Schwitzen kommen - 30 bis 45 Minuten lang.
- Optimal ist eine Pulsfrequenz von 100 bis maximal 130 Schläge pro Minute.
- Jeweils nach 15 bis 20 Minuten Training eine Pause von 5 Minuten einlegen.
- Zwischen den Trainingseinheiten trinken: optimal sind ca. 250 ml, Wasser oder ein isotonischer Sportdrink oder Apfelschorle (2 Teile magnesiumreiches Mineralwasser und 1 Teil ungezuckerter Apfelsaft).

Und noch ein paar Tipps:

- Wenn Sie im Fitnessstudio trainieren und Anfänger sind, lassen Sie sich von einem ausgebildeten

Trainer ausgiebig beraten und in die Geräte und Übungen einweisen.

- Verwenden Sie ein Pulsfrequenzgerät, um im optimalen Bereich zu trainieren. Im Fitnessstudio gehört das zur Grundausstattung. Im Sportfachgeschäft oder Onlinehandel gibt es entsprechende Pulsmessarmbänder oder Uhren, die teilweise auch den Blutdruck und die Sauerstoffsättigung bestimmen können.
- Ein Schrittzähler (als kleines Gerät in der Hosentasche, als Uhr oder als Handy-App) hilft bei der Motivation.
- Auch für Menschen mit chronischen Erkrankungen kann Bewegung hilfreich sein. Patienten mit chronisch obstruktiver Lungenerkrankung COPD (die oftmals Raucher betrifft) konnten beispielsweise durch moderaten Sport ihre Entzündungswerte senken. Und Studien mit Diabetikern haben gezeigt, dass Sport in Kombination mit einer Ernährungsumstellung die Entzündungswerte im Körper reduzierte, was mit einer Verbesserung der Krankheitssymptomatik und der Lebensqualität einherging. Wenn Sie sich aufgrund einer bestehenden Krankheit unsicher sind, lassen Sie sich zum Thema Bewegung von Ihrem Arzt beraten.

8 Äpfel nur mit Schale

»An apple a day keeps the doctor away« – diese Weisheit kennt wohl jeder. Und das zu Recht! Wobei zwei Äpfel am Tag eigentlich noch besser wären – optimalerweise eine halbe Stunde nach der Einnahme von Probiotika-Präparaten. Waschen Sie Ihre Äpfel mit heißem Wasser ab, um die Schadstoffe und Spritzmittel zu entfernen. Und was macht Äpfel zum preisgekrönten Obst? Vor allem das Pektin!

Pektin ist ein wertvoller Ballaststoff, der in der Schale von Äpfeln (und Orangen) vorkommt. Neben einer apfelreichen Ernährung kann man Pektin auch in Form von Präparaten aufnehmen. Lassen Sie sich hierzu in Ihrer Apotheke beraten. Besonders qualifiziert ist die Beratung durch Fachberater für Darmgesundheit, die durch die Deutsche und Österreichische Gesellschaft für Probiotische Medizin ausbildet werden.

Wahrscheinlich kennen Sie Pektin schon seit vielen Jahren aus Ihrer Küche, wenn Sie Konfitüre einkochen. Dafür haben bis Mitte der 90er-Jahre viele nämlich das Produkt »Opekta« verwendet – ein Dickungsmittel, das reichlich Pektin enthält. Der pflanzliche Faserstoff ist eine Wonne für den Magen-Darm-Trakt und die gesunden Bakterien der Darmflora, denn sie können sich optimal davon ernähren. Zudem quillt Pektin auf und das hält nachhaltig satt (Pektin wird daher auch als Quellstoff bezeichnet). Wer abnehmen möchte, sollte vor jeder Mahlzeit ein Glas Wasser mit ein bis zwei Esslöffeln Pektin trinken.

9 Zink hilft flink

Bereits seit Ihrer Kindheit können Sie auf die wundervolle Wirkung von Zink vertrauen. Denn wohl jede Mutter betupft den wunden Popo ihres Kindes mit Penatencreme. Aber warum hilft das gegen Entzündungen? Ganz einfach: In Penatencreme ist Zink enthalten. Der entzündungshemmende und heilende Effekt von Zink ist aber nicht nur lokal – also nach dem Einschmieren der Haut – wirksam, sondern auch, wenn man es über die Nahrung aufnimmt. Die Gabe von Zinkinfusionen bei Patienten mit chronisch entzündlichen Darmerkrankungen oder Lebererkrankungen gehört heute im Krankenhaus zur Standardtherapie. Die vielfältige Wirkung von Zink ist jedem Mediziner bekannt. Es ist z. B. nötig, um Insulin optimal wirken zu lassen und so den Blutzuckerspiegel zu regulieren.

Zink ist ein lebenswichtiger Mineralstoff, der zur Gruppe der Spurenelemente gehört. Er kommt natürlicherweise im Körper vor – insgesamt in einer Menge von rund zwei Gramm.

Der Großteil davon befindet sich in den Knochen, der Haut und den Haaren.

Da der Körper aber praktisch keine Möglichkeit hat, Zink zu speichern, ist er auf eine regelmäßig bedarfsgerechte Zufuhr angewiesen: 7 bis 11 Milligramm am Tag heißt die Empfehlung für gesunde Erwachsene. Eine unzureichende Zufuhr bzw. ein Zinkmangel können zu Appetitlosigkeit sowie Verringerung von Geruchs- und Geschmackssinn führen.

Pflanzliche Lebensmittel sind arm an Zink. Außerdem enthalten sie oft Stoffe, die die Zinkaufnahme im Darm hemmen. Daher sollten Sie, um ausreichend Zink aufzunehmen, regelmäßig Meeresfisch und Meerestiere (wie Muscheln) essen.

Die 5 zinkreichsten Lebensmittel:
- Austern: 22,0 mg/100 g
- Weizen (Keim): 17,8 mg/100 g
- Spirulina-(Algen-)Pulver: 10,1 mg/100 g
- Weizenkleie: 9,4 mg/100 g
- Kalbsleber: 8,4 mg/100 g

Wer auf eine schöne Haut, feste Fingernägel und üppige Haare Wert legt, sollte täglich 10 bis 15 Milligramm Zink (in Kombination mit 5–10 mg Biotin, z. B. Biotin Impuls) einnehmen. Und Menschen, die Entzündungen haben oder sich davor schützen möchten, brauchen täglich 10 bis 20 Milligramm Zink. In diesen Fällen sollte man auf ein Zinkpräparat zurückgreifen. Hierbei ist es wichtig, ein Produkt auszuwählen, das eine organische Zinkverbindung enthält, da diese besonders hochwertig ist. Optimal ist die Verbindung Zinkhistidin, wie sie beispielsweise in »Curazink« oder »Zinkamin Falk« aus der Apotheke vorkommt.

10 Zeit für einen Ölwechsel

Verbannen Sie Sonnenblumenöl und Sojaöl aus Ihrer Küche, denn diese können Sie nicht vor Entzündungen schützen. Hochwertiger sind Walnussöl, Rapsöl (Seite 58) und vor allem Leinöl – optimalerweise immer kalt gepresst.

Leinöl schmeckt prima zu Kartoffeln (nicht nur in Brandenburg), in der Salatsauce oder im Kräuterquark. Mit einem leicht nussigen, aromatischen Geschmack ist kalt gepresstes Leinöl ein toller Begleiter in der kalten Küche. Für eine starke Erhitzung in Bratpfanne, Fritteuse und Co. ist es nicht geeignet.

Leinöl ist, wie alle pflanzlichen Fette, frei von Cholesterin. Außerdem ist es arm an gesättigten Fettsäuren und es enthält nennenswerte Mengen an Vitamin E. Was das Leinöl aber besonders wertvoll macht, sind die Allround-Talente in Sachen Gesundheit – die Omega-3-Fettsäuren, in diesem Fall die Alpha-Linolensäure. Sie greifen direkt in die Bildung von Entzündungsmediatoren ein und sind in der Lage, Entzündungen und auch Schmerzen erheblich zu minimieren. Kein pflanzliches Öl liefert mehr Omega-3-Fettsäuren. Leinöl kann entscheidend zur Bedarfsdeckung bei Menschen beitragen, die keinen Fisch – Wildlachs (Seite 61), Hering (Seite 63), Makrele (Seite 64) – essen und auch keine Algen (Seite 59) mögen. Ein bis zwei Esslöffel am Tag sind schon ausreichend, um die notwendigen Mengen an essenziellen Fettsäuren aufzunehmen.

Ein paar wichtige Hinweise zu Lagerung und Verwendung:

- Sie können Leinöl pur kaufen oder als Bestandteil von hochwertiger Margarine (Seite 71) aus dem Reformhaus.
- Leinöl gehört nicht in den Kühlschrank.
- Leinöl ist leicht verderblich. Daher ist die Lagerung von großer Bedeutung. Daher sollten Sie es kühl und immer gut verschlossen – in einer Dunkelglasflasche oder Dose – im Vorratsschrank aufbewahren.
- Zwischen dem Öffnen und dem Verzehr sollten nicht mehr als zwei bis maximal drei Wochen liegen. Danach wird das Öl ranzig und verliert seine entzündungshemmende Wirkung.
- Kaufen Sie am besten nur kleine Mengen (250 ml).

KILLER-TIPP

Leinöl wird aus Leinsamen gewonnen – daher wird es auch als Leinsamenöl bezeichnet. Leinsamen sind die reifen Samen von Öllein und anderen Leinarten. In jüngster Zeit werden insbesondere die Chiasamen als Super-Omega-3-Fettsäure-Lieferanten beworben. Dabei sind Leinsamen und Leinsamenöl das eigentliche Superfood, denn sie müssen nicht erst aus Übersee eingeflogen werden, sind hierzulande verfügbar, günstiger und enthalten die gleichen Mengen an wertvollen Inhaltsstoffen.

- Ein hochwertiges Öl können Sie nicht für drei Euro kaufen, sondern es hat seinen Preis. Ab rund acht bis zehn Euro pro Liter können Sie im Supermarkt, auf Wochenmärkten oder in manchen Spezialgeschäften qualitativ gute Öle kaufen. Am besten kaufen Sie Öl im Reformhaus oder Bioladen.

11 Entzündungshemmer vom herrlich blühenden Feld

Die herrlichen gelben Blüten haben Sie sicher schon oft bei Auto- oder Zugfahren gesehen. In Deutschland wird überall Raps angebaut. Aus den Samen dieser Pflanze wird das Rapsöl gewonnen. Und aus diesem Rapsöl lässt sich nicht nur Treibstoff für unsere Autos gewinnen, sondern auch ein besonders hochwertiges Öl für unsere Ernährung. Wussten Sie, dass die meisten Margarinefirmen hierzulande überwiegend Rapsöl für die Herstellung verwenden? Besonders wertvoll ist kalt gepresstes Rapsöl. Es enthält neben Vitamin E und Phytosterinen, die den gefäßschädigenden LDL-Cholesterin-Spiegel senken, vor allem große Mengen der Omega-3-Fettsäure Alpha-Linolensäure. Omega-3-Fettsäuren greifen direkt in das Entzündungsgeschehen ein und leisten nicht nur bei Rheumatikern und Neurodermitikern einen gesundheitsförderlichen Beitrag.

Im Vergleich zu Leinöl (Seite 56) ist Rapsöl wenig empfindlich und kann auch über mehrere Monate gelagert werden. Am besten kaufen Sie Rapsöl in

Dunkelglasflaschen oder Dosen. Rapsöl gehört – wie alle anderen Öle auch – in den kühlen Vorratsschrank, nicht in den eiskalten Kühlschrank. Denn gerade kalt gepresste Öle bilden dort oft Schlieren, auch wenn das nicht giftig oder ein Zeichen des Verderbs ist.

Kalt gepresstes Rapsöl ist ideal für die kalte Küche. Durch seinen leicht aromatischen Geschmack macht es beispielsweise Salatdressing richtig lecker. Da es kein zu starkes Eigenaroma hat, verfälscht es den Geschmack der unterschiedlichsten Gerichte nicht. Zum kurzen Anbraten bei 180 Grad kann Rapsöl, das nicht kalt gepresst ist, gut verwendet werden. Zum Frittieren ist dieses Öl jedoch nicht geeignet.

12 Alles Alge? Alles gut!

Algen sind in unsere Küche nicht besonders weit verbreitet. Schade eigentlich. Denn Algen sind kleine Gesundheitsförderer aus dem Wasser. Algen werden für zahlreiche Zwecke verwendet. Als Nahrungsmittel finden sie vor allem im südostasiatischen Raum Anklang.

Man unterscheidet zwischen Süßwasseralgen und Salzwasseralgen sowie zwischen Braun-, Rot- und Grünalgen. Zu den bekanntesten Sorten gehören Kombu, Wakame, Spirulina, Chlorella und Nori. Je nach Art schwankt der Geschmack zwischen neutral bis salzig-würzig.

Algen sind wertvolle Eiweißlieferanten, die auch noch arm an Fett und reich an Mineralstoffen und Spurenelementen sind. Darüber hinaus enthalten sie Faserstoffe, die perfektes Futter für die guten Bakterien unserer Darmflora sind. Und eine gesunde Darmflora macht uns – wie Sie wissen – abwehrstark, gesund und frei von Entzündungen. Von den vielen vorhandenen sekundären Pflanzenstoffen wirken einige antientzündlich. In Rotalgen beispielsweise ist ein Farbstoff namens Astaxanthin enthalten. Dieser Farbstoff zählt zu den Carotinoiden und ist eine wahre Wunderwaffe gegen Entzündungen im menschlichen Körper. Außer in Rotalgen kommt der Entzündungs-Killer auch in Wildlachs und Muscheln vor. Wissenschaftlichen Studien zufolge können mit einer achtwöchigen Einnahme von Algen-Präparaten die Werte des C-reaktiven Proteins um rund 20 Prozent gesenkt und Entzündungen im ganzen Körper massiv reduziert werden.

KILLER-TIPP

Wenn Sie unter einer Schilddrüsenerkrankung leiden, sprechen Sie mit Ihrem Arzt, bevor Sie Meeresalgen verzehren, denn diese enthalten reichlich Jod. Süßwasseralgen wie z. B. Chlorella sind von Natur aus eher jodarm und somit auch für Menschen mit Schilddrüsenerkrankungen bestens geeignet.

Sie sollten Algen unbedingt mal ausprobieren! Seien Sie ein bisschen experimentierfreudig! Algen beim Sushi kennt wohl jeder. Auch in vielen anderen asiatischen Restaurants finden Sie variantenreiche Gerichte mit Algen auf der Speisekarte. Frische Algen erhalten Sie im gut sortierten Fischgeschäft und im Asia-Supermarkt. Getrocknete Algen erhalten Sie im Reformhaus oder im Bioladen. Getrocknete Präparate nicht zu häufig oder in größeren Mengen verwenden! Mit frischen rohen Algen können Sie beispielsweise einen Salat so richtig lecker und aromatisch aufpimpen. Gedünstet können sie als Gemüse verzehrt werden. Und noch was: Der Geruch von Algen, insbesondere Meeresalgen, weckt bei vielen Menschen entspannende Urlaubsgefühle. Und Entspannung ist neben Ernährung und Bewegung eine wichtige Säule der Gesundheit.

13 Wildlachs – nur aus dem offenen Meer

Lachs gibt es heute nicht mehr nur im Feinkostgeschäft, sondern überall – auch in Discountern. Aber Lachs ist nicht gleich Lachs – und das ebenso in Bezug auf Geschmack und Qualität wie auf den Gesundheitsaspekt.

Fleisch von Zuchtlachsen aus Aquakultur ist heute in jedem Supermarkt für Spotpreise erhältlich. Durch eine industrielle Fütterung und die Haltung direkt unter der Wasseroberfläche in Fischfarmen erzeugt der Lachs in seinem Körper fast keine Omega-3-Fettsäuren. Oft reichert er dafür aber Schadstoffe oder Arzneimittel (wie z. B. Antibiotika) an. Hier kann von »gesundem Lachs« keine Rede sein.

Wenn Sie sich etwas Gutes tun wollen, kaufen Sie unbedingt Wildlachs. Fragen Sie im Fischgeschäft danach. Lieber eine kleinere, kostspieligere Portion als eine große Menge ohne gesundheitlichen Nutzen. Wilder Lachs enthält Vitamin D (Seite 77), hochwertiges Protein und Astaxanthin (Seite 59). Vor allem aber enthält er immer reichlich Omega-3-Fettsäuren. Diese essenziellen Fettsäuren greifen direkt in den Prostaglandinstoffwechsel ein und beugen der Bildung von Entzündungsmediatoren, also entzündungsvermittelnden Stoffen, vor. Omega-3-Fettsäuren aus Lachs sind die ultimativen Entzündungs-Killer.

Mit ein bis zwei Portionen Wildlachs pro Woche können Ihnen Entzündungen nichts mehr anhaben. Denken Sie nur an schottischen Wildlachs in einer Fischsuppe mit frischem Dill oder norwegischen Wildlachs mit einer selbst gemachten Senf-Honig-Dill-Soße. Auch köstlich: Wildlachs mit Kartoffel-Möhren-Stampf und Champignon-Gemüse. Das entsprechende Rezept finden Sie am Ende des Buches (Seite 120). Da läuft einem doch glatt das Wasser im Mund zusammen.

14 Heringe? Preiswert und entzündungshemmend

Eine fisch- bzw. omega-3-reiche Ernährungsweise sorgt dafür, dass Ihr Körper perfekt gegen Entzündungen vorgehen kann. Müdigkeit und entzündliche Haut- und Gelenkveränderungen verschwinden genauso wie erhöhte Blutdruck- und Blutzuckerwerte. Eine Ernährung reich an guten Fischfetten beugt sogar Herzinfarkt und Schlaganfall vor. Wussten Sie, dass die Grundlage der Arteriosklerose (Arterienverkalkung) eine entzündliche Veränderung der Blutgefäße ist? Mit der Entzündung verändern sich die Zellen der Gefäßwände und es kommt zur Einlagerung von Cholesterin und anderen schädlichen Substanzen, die sogenannte Plaques bilden. Bringen Sie mehr Hering auf Ihren Speiseplan.

Im Gegensatz zu Lachs ist der Hering immer reich an Omega-3-Fettsäuren, da er nicht als Farmfisch, also in Aquakultur, gehalten werden kann. Er bildet automatisch die Fettsäuren in seinem Körper, um in den Tiefen des Meeres das Blut fließfähig zu halten. Außerdem ist Hering viel preiswerter als Wildlachs und überall erhältlich. Neben den essenziellen Fettsäuren enthalten Hering und Matjes auch reichlich Vitamin D, Zink, Selen und Jod – echte »Vitalstoffbomben« also.

Bei Matjes handelt es sich um sehr milde, junge Heringe, die in einem besonderen traditionellen Verfahren mit Enzymen in Salzlake verarbeitet werden.

Um ausreichend Omega-3-Fettsäuren aufzunehmen, ist es notwendig, zwei bis dreimal pro Woche eine Portion von 100 bis 150 g Matjes oder Hering zu verzehren. Probieren Sie zum Abendessen statt nitritpökelsalzreicher Wurst aus billigem Fleisch doch mal Hering in Tomatensauce oder »Matjessalat mit Äpfeln und Walnüssen« (Seite 122).

15 Makrele – aus dem Meer auf den Teller

Die Makrele war früher der Fisch der armen Leute. Dabei sollte er von allen Menschen ab und zu gegessen werden. Er schmeckt als Koch- und Bratfisch und ist auch geräuchert eine Delikatesse. In der DDR gab es eine Makrelendiät für Menschen mit erhöhten Blutfettwerten. Dabei wäre diese Diät auch optimal gewesen für Menschen mit entzündlichen Erkrankungen wie rheumatoider Arthritis, Migräne, chronisch entzündlichen Darmerkrankungen (Morbus Crohn und Colitis ulcerosa), auch wenn das damals nicht untersucht wurde. Wie Hering hat auch die Makrele den Vorteil, dass der Fisch nicht in riesigen Fischfarmen gezogen werden kann und somit in den Tiefen der See immer automatisch Omega-3-Fettsäuren bildet.

Ja, Makrele ist fett. Aber in normalen Mengen zugeführt macht er nicht fett. Studien beweisen sogar, dass Omega-3-Fettsäuren bei der Gewichtsreduktion helfen können. Ob das nur an ihrem entzündungshemmenden Effekt und/oder an der Blutfettsenkung liegt, ist noch nicht geklärt. Neben diesen entzündungshemmenden Fettsäuren enthält Makrele auch noch wertvolles Jod, Vitamin D und Magnesium. Wie wär's also mal ab und zu mit einem Vollkornbrot mit geräucherter Makrele, geschmacklich aufgepeppt mit etwas Limettensaft und Dill.

KILLER-TIPP

Wir brauchen am Tag rund 0,5 Prozent der aufgenommenen Energie in Form von Omega-3-Fettsäuren. Das entspricht bei 2000 Kalorien (Tagesdurchschnitt eines Erwachsenen) 10 Kalorien in Form von Omega-3-Fettsäuren. Und das ist rund 1 Gramm. Um ausreichend vor Entzündungen geschützt zu sein, wären 1,2 bis 1,5 Gramm Omega-3-Fettsäuren täglich noch besser. Statt Fischölkapseln aus der Apotheke können Sie diese essenziellen Substanzen auch ganz natürlich zu sich nehmen – mit Thunfisch, schwarzem Heilbutt, Hering, Wildlachs oder Makrele aus dem Fischgeschäft. Achten Sie dabei bitte grundsätzlich auf das Siegel. Bei Fisch aus Wildfang sind folgende Zertifizierungen verbreitet: »Marine Stewardship Council (MSC)« und »Friend of the Sea (FOTS)«. Achten Sie bei Thunfischprodukten auch auf das »Dolphin Safe«-Siegel, um die Delfinbestände zu schützen.

16 Enzyme helfen Entzündungen heilen

Enzyme sind wortwörtlich in aller Munde. Im Speichel ist das Enzym Amylase enthalten, das beispielsweise Stärke (aus Getreide und Co.) aufspaltet und dafür sorgt, dass gründlich gekautes Brot süß schmeckt. Ohne Enzyme würde in unserem Körper praktisch nichts funktionieren, daher stecken sie auch in allen Zellen und regulieren fast alle Reaktionen. Enzyme sind Proteine, die auch als »Biokatalysatoren« bezeichnet werden. Enzyme wirken aber nicht nur entzündungshemmend, sondern sie stärken auch die Abwehrkräfte. Sie haben abschwellende und damit schmerzlindernde Wirkung.

Viele Menschen, die sich von einem Heilpraktiker haben beraten lassen, schwören auf enzymreiche Papaya oder aber Enzympräparate aus der Apotheke. Aus wissenschaftlicher Sicht dürften Enzympräparate eigentlich gar nicht so wirkungsvoll sein, da sie größtenteils verdaut werden. Anscheinend gibt es aber Präparate, die seit Jahrzehnten beste Erfolge bei entzündlichen Erkrankungen wie Rheuma und Gelenkveränderungen zeigen. Sie kommen also doch unverdaut an ihren Bestimmungsort im Körper. Inzwischen setzen auch immer mehr Ärzte auf die Wirkung von Enzympräparaten (z. B. Wobenzym), da sie vor Entzündungen schützen und die (Selbst-)Heilung fördern.

Daher sollten Menschen, die unter Entzündungen leiden oder sich vor Entzündungen schützen wollen, auf hochwertige Enzym-Präparate aus der Apotheke setzen oder viele enzymreiche Lebensmittel verzehren. Hierzu zählen Äpfel (Seite 53), Ananas, Papaya, Feigen, Mango, Avocado, Kiwi, naturbelassener nicht erhitzter Deutscher Bienenhonig (Seite 110), Bienenpollen, Sojasprossen und fermentierte Lebensmittel wie Brottrunk (Seite 44), Kefir (Seite 46) oder Joghurt (Seite 47).

17 Entzündungen »auf die coole Art« lindern

Bei den Worten »Kälte« oder »Kühlung« fängt man schon beim Lesen an zu frieren. Wenn man unter Entzündungen leidet, ist das aber durchaus sinnvoll. Eine Entzündung können Sie an den klassischen Zeichen leicht erkennen: Rötung, Schwellung, Wärme/Überhitzung, Schmerzen und Einschränkung der Funktion. Die Kühlung wirkt lokal entzündungshemmend, da die Durchblutung und der Stoffwechsel an der entsprechenden Körperstelle gedrosselt werden. Rötung und Schwellung nehmen ab. Zudem geht die Erregung bestimmter »Schmerzmelder« (Nozizeptoren/Nozisensoren) zurück. Schmerzen werden also gemindert.

Die Wirkung der »Kältebehandlung« ist insbesondere bei langfristiger Anwendung gegeben. Wenig wirkungsvoll ist es beispielsweise, einen entzündeten Finger kurz mit kaltem Wasser zu kühlen. Sinnvoller ist es, einen Kältepad oder Kälteumschlag bzw. einen Eisbeutel für eine längere Zeit an- bzw. aufzulegen.

Aber bitte niemals direkt auf die Haut, sondern immer mit einem Tuch dazwischen. Es ist wichtig, eine Oberflächentemperatur von 10 bis 12 Grad Celsius zu erreichen. Es darf keinesfalls zu einer »Kälteverbrennung« (z. B. durch zu lange Kühlung mit Eiswürfeln) kommen.

Wichtig: Bei Schmerzen (beispielsweise in Rücken und Nacken), die durch Muskelverspannungen bedingt sind, hilft Wärme besser als Kälte.

18 Wohlige Wärme wirkt wahre Wunder

Bei akuten Entzündungen hilft Kälte meist schneller bei der Schmerzlinderung. Bei chronischen Schmerzen und besonders Schmerzen durch Muskelverspannungen hilft jedoch eher Wärme. Aber Wärme ist auch bei Halsschmerzen, Husten, Bronchitis oder Verdauungsbeschwerden eine Wohltat – und das, obwohl es sich in der Regel um akute Ereignisse handelt. Wer kennt nicht den Effekt von warmer Milch bei Halsschmerzen oder Lindenblütentee bei Bronchitis. Wird der Körper von außen erhitzt – beispielsweise durch eine Wärmflasche oder ein heißes Bad –, erweitern sich die Blutgefäße. Die Durchblutung verbessert sich und das regt den Stoffwechsel und die Produktion von Abwehrzellen an. Diese Prozesse sind nicht nur in der Traditionellen Chinesischen Medizin (TCM) bekannt, sondern auch die Schulmedizin macht sie sich zunutze. Bei chronischen Gelenkentzündungen bei

Rheuma oder Arthritis ist feuchte Hitze eine wichtige therapeutische Alternative und kann Schmerzmittel einsparen helfen. Aber auch Gesunden können Wärmeanwendungen guttun. Gehen Sie also ruhig öfter mal in Thermalbad, Sauna oder Dampfbad. Muskeln und Sehnen entspannen sich, Heilungsprozesse werden gefördert und Schmerzen lassen nach.

19 Abends daheim ein Glas Rotwein

Haben Sie auch schon von der Empfehlung gehört, jeden Abend ein kleines Glas hochwertigen – also teuren – französischen Rotwein zu trinken, um Herz und Gefäße zu schützen? Und haben Sie auch schon davon gehört, dass Menschen, die abstinent – also komplett ohne Alkohol – leben, früher sterben als Menschen, die regelmäßig kleine Mengen Wein konsumieren? Ist das nur eine ausgeklügelte Marketingstrategie der Winzer? Nein! Einerseits sind alkoholische Getränke stark kalorienhaltig und natürlich schädlich bzw. krankheitsauslösend, weil Alkohol als Zellgift (vor allem für die Leber) wirkt und bei regelmäßigem übermäßigem Konsum Sucht auslöst. Andererseits gibt es in gewissen alkoholischen Getränken gewisse Stoffe, die sogar gut für den Körper sind. Viele wissenschaftliche Studien zeigen, dass bewusst mit Genuss konsumierter Rotwein die Gesundheit fördern kann.

Der entzündungshemmende Effekt von Rotwein ist insbesondere auf die darin enthaltenen sekundären

Pflanzenstoffe zurückzuführen. Sekundäre Pflanzenstoffe dienen den Pflanzen selbst als Farb- und Aromastoffe und somit als Anlockungsmittel für pollenverbreitende Insekten. Sie dienen ihnen aber auch als Abwehrstoffe gegen Krankheitserreger. Beim Menschen wirken sie als Antioxidantien, sie reduzieren entzündungsfördernde Mediatoren, helfen also gegen Entzündungen.

Hierbei spielen besonders drei Substanzen eine Rolle:

- Anthocyane (gehören zu den Flavonoiden)
- Procyanidine (gehören zu den Flavanolen)
- Resveratrol (gehört zu den Polyphenolen)

Rotwein ist generell reich an Polyphenolen. Studien zufolge enthält Rotwein aus Frankreich im Vergleich zu Wein anderer Länder besonders viele Polyphenole, bis zu viermal so viel. Polyphenole werden von Experten immer wieder als »neue Vitamine« beschrieben. Sie sind hitzestabiler als viele »normale« Vitamine. Auch ihre Wirkung ist oftmals deutlich besser. So weist beispielsweise das Polyphenol Hydroxytyrosol aus Oliven eine 50-mal stärkere antioxidative Wirkung auf als Vitamin C. Polyphenole wie das Lycopin (in Tomaten) oder das Resveratrol (im Rotwein) können vor Arteriosklerose, Alzheimer, Arthritis, Osteoporose und Tumoren schützen und haben sich in der Prophylaxe von Herz-Kreislauf-Erkrankungen bestens bewährt.

Wie viel darf oder soll man denn nun trinken?
Jeden zweiten Tag ein Glas Rotwein – Frauen 100 ml, Männer 150 ml. Ein Gesundheitsnutzen besteht nur dann, wenn es mindestens ein bis zwei alkoholfreie Tage pro Woche gibt.

20 Margarine statt Butter aufs Brot

Mit Margarine können Sie sich Gesundheit in schmackhafter Form aufs Brot schmieren. In Deutschland besteht Margarine in erster Linie aus Omega-3-Fettsäure-reichem Rapsöl und etwas Kokos- oder Palmöl, um die Streichfähigkeit zu erreichen. Während früher die Öle in Margarine nur unvollständig gehärtet wurden, geschieht es heute vollständig. Daher enthält Margarine auch keine Killer-Fette (Transfettsäuen) mehr. Margarine ist im Gegensatz zu Butter reich an Omega-3-Fettsäuren sowie arm an Arachidonsäure und gesättigten Fettsäuren. Neben den entzündungshemmenden Omega-3-Fettsäuren sind auch viele andere lebenswichtige Fettsäuren sowie die fettlöslichen Vitamine A (Seite 85), D (Seite 77) und E enthalten. Butter ist dagegen reich an Transfettsäuren, Cholesterin und enthält auch noch Milchzucker (Laktose), der von vielen Menschen nicht vertragen wird. Blähungen, Bauchschmerzen und Durchfall sind oft auf eine Milchzuckerunverträglichkeit (Laktoseintoleranz) zurückzuführen. Meiden Sie Butter, Butterschmalz und andere tierische Fette wie Schmalz, wenn Sie Entzündungen bekämpfen wollen.

Sehr hochwertig ist eine Margarine, die aus Rapsöl (Seite 58), Leinöl (Seite 56) und/oder Walnussöl bzw. Sonnenblumenöl besteht. Vegane Margarine wäre besonders gut. Fragen Sie im Reformhaus oder Bioladen danach. Der Gehalt an Omega-3-Fettsäuren liegt bei mindestens 5,5 bis 6,0 Gramm pro 100 g. Für eine gesunde Ernährungsweise ist es notwendig, täglich 2 bis 3 Esslöffel hochwertige Margarine zu verzehren.

21 Mit Ingwer scharf gegen Entzündungen

Die scharfe Knolle hat – glücklicherweise – inzwischen den Weg in praktisch jede Küche gefunden. Wenn sich eine Erkältung mit dem ersten Kratzen im Hals oder Kribbeln in der Nase zu erkennen gibt, beugen viele Menschen mit einem warmen Ingwertee vor, der die Krankheitserreger unschädlich macht. Aber die Knolle hat auch antiinflammatorische Wirkungen und ist daher ein potenter Entzündungs-Killer. Um die entzündungshemmenden Effekte von Ingwer auszunutzen, müssen Sie keine Ingwerpräparate aus der Apotheke kaufen. Sie können Ingwer vielfältig in der Küche einsetzen. Am besten verwendet man ihn frisch und nicht gefriergetrocknet, da durch diese Verarbeitungsschritte die meisten wertvollen Inhaltsstoffe verloren gehen.

Ingwertee geht schnell und einfach: Einfach einige dünn geschnittene Ingwerscheiben mit warmem

Wasser aufgießen und nach 30 Minuten trinken. Ingwer passt als Gewürz zu deftigen und süßen Gerichten. Ganz fein gerieben verzaubert er Currys und andere asiatische Gerichte mit einem fein-scharfen Aroma. Und das Beste daran: Auch Curry und Kurkuma, die mit Ingwer prima harmonieren, sind hervorragende Entzündungs-Killer.

22 Curry – mehr als eine Gewürzmischung

Curry wächst nicht am Baum und wird auch nicht wie Vanille aus Schoten oder Zimt aus Rinde gewonnen. Curry ist nämlich eine Mischung, die ohne festes Rezept variiert, meist jedoch aus 13 verschiedenen Gewürzen besteht. Neben Kurkuma (auch Gelber Ingwer, Safranwurzel oder Gelbwurzel genannt), das dem Currypulver seine typisch gelbe Farbe verleiht, sind meist auch Koriander, Kreuzkümmel (Kumin), schwarzer Pfeffer und Bockshornklee enthalten. Dazu können auch Ingwer, Knoblauch, Zimt, Kardamom, Senf, Muskatnuss, Paprika oder Chili kommen.

Und diese Mischung hat es in sich: Die Inhaltsstoffe haben cholesterinsenkende, krebshemmende, entzündungshemmende Effekte. Sie helfen also beim Schutz vor chronischen Krankheiten. Eine Studie aus Singapur zeigte sogar, dass Curry – verzehrt in Form eines indischen Currygerichts – eine Steigerung der Denkfähigkeit bewirken kann. Forscher führen diesen Effekt v. a. auf das enthaltene Kurkuma zurück.

Chili als scharfe Curryzutat regt die Durchblutung und die Fettverbrennung an. Andere Inhaltsstoffe fördern die Verdauung oder optimieren die Blutzuckerregulation, z. B. Zimt. Gönnen Sie sich am besten jeden Tag eine Portion Curry, denn es kann die Gesundheit in vielen Bereichen fördern.

23 Alles, was zählt, sind Frische und Ausgewogenheit

Wer frische Lebensmittel bevorzugt und sich abwechslungsreich und ausgewogen ernährt, beugt Entzündungen vor. Verzichten Sie, wann immer es möglich ist, auf Fast Food und Fertiggerichte! Das industriell hoch verarbeitete »Essen aus der Tüte« (von Nahrung kann man hier nicht sprechen) enthält meist Unmengen an Zusatzstoffen, die mit »Natur pur« überhaupt nichts zu tun haben.

Der berühmte Ernährungswissenschaftler und Bakteriologe Prof. Dr. Werner Kollath prägte den Satz: »Lasst unsere Nahrung so natürlich wie möglich!« Aktuelle wissenschaftliche Studien zeigen, dass Konservierungsstoffe, Emulgatoren und andere Zusatzstoffe, die heute zu den Grundzutaten der Lebensmittelindustrie gehören und von Joghurt über Fleischsalat bis zu Schnittbrot überall drinstecken, den Darm und insbesondere die Darmflora massiv schädigen oder gar zerstören. Und eine zerstörte Darmflora fördert stille Entzündungen und in der Folge chronische Erkrankungen.

Diese Zusatzstoffe sind besonders darmschädigend:

- E493 Sorbitanmonolaurat
- E494 Sorbitanmonoleat
- E476 Emulgator
- E421 Mannit
- E066 Lactit
- E953 Isomalt
- Süßstoffe

Auch Zucker wird allen Fertiggerichten zugesetzt, weil es lebensmitteltechnologisch einige Wirkungen entfaltet. Dabei versteckt sich das weiße Pülverchen hinter zig unterschiedlichen Begriffen, beispielsweise Glukose, Dextrose, Fructose, Saccharose, Gerstenmalz, High-Fructose-Corn-Sirup (HFCS), Sirup aller Art (z. B. Rüben-, Mais-, Ahorn-), Invertzucker, Rohrohrzucker u. v. m. Aber zu viel Zucker ist nicht nur schlecht für Zähne und Hüften. Denken Sie daran, dass Zucker und andere Kohlenhydrate mit einem hohen glykämischen Index (GI) – wie beispielsweise Süßigkeiten, helles Brot und andere Weißmehlprodukte – im Dickdarm eine Veränderung des pH-Wertes bewirken können. Das führt zur Vermehrung von krank machenden Fäulniskeimen.

Neben der Wahl frischer, naturbelassener Lebensmittel kommt es vor allem auf die Ausgewogenheit an. Ein Speiseplan sollte abwechslungsreich und vielseitig sein und dabei keine Lebensmittelgruppen oder Nährstoffe ausschließen. Eine spezielle Diät hat nichts mit gesundem Lebensstil zu tun. Sehr verbreitet sind heutzutage alle möglichen Diäten, die voll auf Proteine (= Eiweiß) setzen. Alles begann damals mit der Atkins-Diät mit Rühreі, Speck, Sahne, fettem Käse oder Eisbein als Hauptspeisen. Seit Jahrzehnten warnen weltweit alle Ernährungs- und Gesundheitsexperten und -organisationen vor der Atkins-Diät und ihren Ablegern, den Low-Carb-Diäten, die viel zu viel Fett und viel zu viel Eiweiß liefern. Empfohlen wird eine Proteinzufuhr von 0,8 Gramm pro Kilogramm Körpergewicht pro Tag für einen Erwachsenen. Eine Proteinzufuhr von mehr als 1,5 Gramm Eiweiß pro Kilogramm Körpergewicht ist schädlich und fördert nicht nur Entzündungen. Sie führt zur vermehrten Kalziumausscheidung über den Urin, erhöht die Gefahr der Nierensteinbildung und der Entzündung der Nieren und kann sogar zur Übersäuerung (metabolische Azidose) führen. In jedem Fall muss sich die Nierenleistung erhöhen, um Abfälle des Eiweißstoffwechsels auszuscheiden. Das ist alles kein Problem, wenn man gesund ist. Aber Diabetiker, Bluthochdruckpatienten und Menschen mit Nierenleiden sollten eine eiweißreiche Ernährungsweise tunlichst meiden. Wenn sogar – wie oft bei Fitnesssportlern, Extremanhängern der »Low-Carb-Religion« oder Bodybuildern – mehr als zwei Gramm Eiweiß pro Kilogramm Körpergewicht aufgenommen werden, kommt es zu Stoffwechselsituationen, die sonst nur bei Schwerstkranken auf der Intensivstation vorkommen. Nehmen Sie am Tag insgesamt nicht mehr als 100 Gramm Eiweiß auf.

Und wie sieht sie nun aus, die optimale Ernährung?
Ganz einfach: frisch, natürlich, abwechslungsreich, vielseitig, wenig zusatzstoffbelastetes Fast Food und Fertiggerichte. Angemessenes Verhältnis von Kohlenhydraten, Eiweiß und Fett. Ausreichend Obst, Gemüse und Vollkorngetreide. Viel Wasser und wenig Alkohol trinken. Genießen und dabei keine Lebensmittel vollständig ausschließen. Margarine und Pflanzenöle statt Butter und tierische Fette. Hervorragende Eiweißquellen sind fettarme Milchprodukte (Käse, Quark und Joghurt) sowie Hühnerei, Fisch (v.a. Wildlachs, Makrele, Hering) und natürlich Soja und andere Hülsenfrüchte. Essen Sie wenig rotes Fleisch und Wurst mit Nitritpökelsalz. Ihr Körper wird es Ihnen nicht nur mit einem niedrigen Entzündungsstatus danken.

24 Vitamin D = Vitamin-Wunder

Sind Sie wohl ausreichend mit Vitamin D versorgt? Wahrscheinlich nicht. Die meisten Menschen in Deutschland (bzw. unseren Breitengraden) leiden unter einer unzureichenden Versorgung bzw. einem Vitamin-D-Mangel.

Vitamin D ist ein Allround-Talent in Sachen Gesundheit. Das fettlösliche Vitamin ist nicht nur wichtig für die Knochenstabilität und gegen Osteoporose, sondern hat auch einen wissenschaftlich bestens belegten Effekt gegen Entzündungen. Die Europäische Behörde für Lebensmittelsicherheit (EFSA) erlaubt für Vitamin D die Hinweise »für eine normale Funktion des Immunsystems« und »für die normale Entzündungsreaktion des Körpers notwendig«. Die Wirkungen von Vitamin D gehen aber weit über die Entzündungshemmung und den Kalziumstoffwechsel hinaus. Auch für die Muskelkraft, die Stimmung, die Hautgesundheit und die Vorbeugung von Krankheiten wie Diabetes mellitus ist Vitamin D wichtig.

Unsere Vitamin-D-Versorgung geschieht auf zwei Wegen: Einerseits kann der Körper es durch Bestrahlung der Haut mit Sonnenlicht (UV-Licht) selbst produzieren, andererseits können wir es über Lebensmittel aufnehmen. Der regelmäßige Aufenthalt an der frischen Luft ist wichtig. Das Motto lautet: »Fernseher aus und raus« – und zwar ab in die Sonne. Sonnenlicht tut nicht nur unserer Psyche gut, sondern auch der Haut. Speziell Menschen, die unter Pickeln, Akne oder Neurodermitis leiden, profitieren von den wärmenden Strahlen. Vor Sonnenbrand und Hautkrebs müssen Sie keine Angst haben, wenn Sie es nicht übertreiben. Wer nicht täglich, das ganze Jahr über, große Flächen seiner Haut (Gesicht, Arme, Beine, Hals) mindestens 5 – bzw. besser 25 – Minuten am Tag der Sonne aussetzt, kann nicht ausreichend Vitamin D bilden.

Die Deutsche Gesellschaft für Ernährung empfiehlt (bei fehlender körpereigener Bildung) eine tägliche Zufuhr von 20 Mikrogramm Vitamin D pro Tag. Leider sind auch die meisten Nahrungsmittel arm an Vitamin D. Vitamin D kommt eigentlich nur in Fettfischen (He-

KILLER-TIPP

Lassen Sie Ihren Vitamin-D-Status beim Arzt anhand von Blut-Laborwerten bestimmen. Wenn Ihr Arzt dann einen bestehenden Mangel diagnostiziert, nehmen Sie Vitamin-D-Präparate aus der Apotheke ein (beispielsweise Metacare D3).

ring, Aal), Innereien, Fleisch (Rind) und Eiern sowie in begrenztem Maße in Pilzen und Milchprodukten (Käse, Quark, Joghurt, Butter) vor.

Die 5 Vitamin-D-reichsten Lebensmittel sind:

- Lebertran: 330 µg/100 g
- Dorschleber: 180 µg/100 g
- Aal geräuchert: 90 µg/100 g
- Sprotte geräuchert: 32 µg/100 g
- Matjeshering: 29 µg/100 g

Nicht nur das Vitamin D, das durch die Sonnenbestrahlung der Haut produziert wird, sondern auch die Lichtwellen selbst wirken entzündungshemmend. Im Gegensatz zur schädlichen UV-B-Strahlung dringt die UV-A-Strahlung tiefer in die Haut ein und entfaltet ihre antiinflammatorische Wirkung. In wissenschaftlichen Untersuchungen kann immer wieder der schützende Einfluss von Sonneneinstrahlung bei bestimmten Immunerkrankungen festgestellt werden. Die Multiple Sklerose tritt in sonnenarmen Regionen häufiger auf als in sonnigen Gebieten um den Äquator.

Kinder, die im Babyalter keine Nahrungsergänzungsmittel mit Vitamin D erhielten, haben ein erhöhtes Risiko, Typ-A-Diabetes zu entwickeln. Sonnenlicht und Vitamin D beugen auch Erkältungskrankheiten und Grippe vor, da es zur verstärkten Bildung von antimikrobiellen Peptiden kommt. Diese vernichten Krankheitserreger und beugen so Infektionen und Entzündungen vor. Bekannt ist zudem, dass Grippeepidemien in den lichtarmen Wintermonaten häufiger vorkommen als im Sommer. Eine vorbeugende Lichttherapie wird von Wissenschaftlern immer wieder empfohlen.

25 Ganz edle Entzündungs-Killer: Austern

Casanova schätzte Austern. Wissen Sie, warum? Für die Bildung der Spermien ist Zink notwendig und die Auster ist das zinkreichste Lebensmittel überhaupt. Ob Casanova das gewusst hat? Sicher nicht – aber er hat den Effekt bemerkt. Zudem ist das Zink in den Austern in organischer Form gebunden und damit hervorragend verfügbar für den menschlichen Organismus. Man spricht von einer hohen Bioverfügbarkeit. Zink gehört zu den Haupt-Entzündungshemmern. Wenn Sie Herpes haben, verschreibt der Arzt oft zinkhaltige Medikamente bzw. Salben, die lokal aufgetragen werden. Manche benutzen auch Zahnpasta oder Penaten-Creme. Das liegt an dem enthaltenen Zink, das sehr potent die Herpesviren zerstört. Wenn Rheumatiker mit Zink behandelt werden oder

Morbus-Crohn-Patienten im Krankenhaus Zinkinfusionen erhalten, verschwinden die mit der Entzündung einhergehenden Beschwerden innerhalb weniger Tage. Nutzen auch Sie diese antientzündlichen Effekte. Und warum nicht mal rohe oder geräucherte Austern essen. Austern sind mit 68 kcal pro 100 g ziemlich kalorienarm. Wenn Sie sich das nicht leisten wollen, können Sie alternativ auch Rinderleber oder ein gutes Rumpsteak essen. Wenn Sie kein Fleischfan sind und lieber auf Zinkpräparate setzen möchten, achten Sie darauf, organische Zinkverbindungen in der Apotheke zu erwerben. Detaillierte Informationen zu Zink finden Sie im Killer-Tipp Nr. 9 (Seite 54).

26 Kupfer – und was es damit auf sich hat

Das Spurenelement Kupfer ist für den Menschen lebenswichtig und muss regelmäßig mit der Nahrung zugeführt werden. Der Kupferbestand und -bedarf des Menschen sind sehr gering, aber nicht zu vernachlässigen. Kupfer ist wichtig für unser Bindegewebe und den Knochenaufbau. Zusammen mit Vitamin C beugt es Osteoporose vor. Kupfer greift in den Eisenstoffwechsel ein. Durch einen Mangel an Kupfer kann es zur Anämie (Blutarmut) kommen. Außerdem zeigen Studien, dass Kupfermangel das Risiko der Diabetesentstehung erhöht. Kupfer ist Bestandteil vieler Enzyme die insbesondere für den Schutz des Organismus vor Oxidation wichtig sind. Das wichtige Enzym Superoxid-Dismutase (SOD) enthält neben Zink- auch

Kupferatome. Es beugt Entzündungen vor und wirkt der Krebsentstehung sowie dem vorzeitigen Altern entgegen. Wissenschaftliche Studien zeigen immer wieder, dass Kupfer bei der Immunabwehr (unter anderem durch Bildung von Immunzellen) und der Bekämpfung von Entzündungen eine große Bedeutung zukommt.

Der Mensch muss täglich 1,0–1,5 Milligramm Kupfer zuführen, um gesund leben zu können. Gute Kupferlieferanten sind Vollkorngetreideprodukte, Innereien (wie Leber), Seefische, Meerestiere (wie Muscheln), Nüsse, Kakao, Schokolade, Kaffee, Schwarztee und einige grüne Gemüse. Bei Kupfermangel oder starken Entzündungen ist es sinnvoll, auf Kupferpräparate mit organischen Kupferverbindungen (beispielsweise Kupfergluconat) zu setzen. Lassen Sie sich hierzu von Ihrem Apotheker beraten. Diese dürfen nicht zusammen mit Zink und Eisen eingenommen werden, da sonst die Aufnahme behindert wird. Ein Abstand von 2 bis 3 Stunden ist ausreichend.

27 Grünes Blattgemüse steckt voller Folsäure

Das Wort Folsäure leitet sich vom lateinischen Wort »folium« ab, was übersetzt »Blatt« bedeutet. Folsäure (oder ernährungsmedizinisch als »Folate« zusammengefasst) gehört zu den wasserlöslichen Vitaminen der B-Gruppe. Folsäure kommt reichlich in grünen Blattgemüsen vor – beispielsweise Spinat, Mangold oder Blattsalaten. Daneben enthalten auch Tomaten, Orangen, Weintrauben, Vollkornprodukte, Kartoffeln, Fleisch, Innereien (wie Leber), Milch und Eier große Mengen an Folsäure. Echte Folsäurebomben sind Weizenkeime und Sojabohnen.

Wie alle wasserlöslichen Substanzen wird die Folsäure beim Herstellungsprozess von Lebensmitteln leicht ausgewaschen. Zudem ist das Vitamin nicht hitzestabil. Die Zellneubildung und alle Prozesse ordnungsgemäßer Zellteilung können nur gut funktionieren, wenn ausreichend Folsäure im Körper vorhanden ist. Daher sollten alle Menschen auf eine ausreichende Folsäurezufuhr achten. Fast alle Menschen in den westlichen Industrieländern – natürlich auch und besonders in Deutschland – leiden unter einem ausgesprochenen Folsäuremangel. Das macht auch Entzündungen häufig und mindert die Abwehrkräfte sowie viele andere lebenswichtige Prozesse.

Der Bedarf des gesunden Erwachsenen liegt bei 400 Mikrogramm am Tag. Schwangere und stillende Frauen benötigen mit 600 Mikrogramm deutlich mehr. Wichtig ist, dass Frauen bereits schon in der Phase des Kinderwunsches, spätestens jedoch mit Feststellung der Schwangerschaft, ausreichend Folsäure aufnehmen. Denn Folsäure ist für die gesunde Entwicklung des ungeborenen Babys unverzichtbar. Die Zufuhr geschieht am besten über Supplemente. Beim Arzt bekommen Frauen grundsätzlich Folsäurepräparate verordnet. Aber egal, ob schwanger oder nicht, für alle gilt: Essen Sie mehr Gemüse!

28 Selen ist wichtig, aber für wen?

Das Spurenelement Selen ist für alle Menschen – ob gesund oder krank – überaus wichtig. Selen wird von vielen Pseudowissenschaftlern als »Anti-Krebs-Spurenelement« bezeichnet und es werden ihm vielfältige Wirkungen zugeschrieben, die es aber nicht hat. Trotzdem ist Selen lebenswichtig und wir nehmen in der Regel nicht ausreichend davon auf. Selen spielt eine Rolle im Immunsystem, es unterstützt also den Körper im Kampf gegen böse Eindringlinge. Außerdem ist Selen ein wichtiger Bestandteil von Enzymen, die für die Aktivierung vieler Hormone und Stoffwechselfunktionen verantwortlich sind. Besonders wichtig ist die Wirkung von Selen auf die Schilddrüse. Nur wenn ausreichend Jod und Selen zugeführt werden, kann die Schilddrüse optimal funktionieren und so unter anderem vor Übergewicht schützen. Selen vermindert die Produktion von Zytokinen und Prostanoiden, die als Vorläufer von Entzündungsreaktionen gelten. Außerdem schützt uns das Spurenelement vor freien Radikalen, die im Entzündungsprozess entstehen … ein wahrer Entzündungs-Killer also.

Ein Selenmangel, der u.a. zu Störungen der Muskelfunktion führt, kommt bei einer üblichen Kost kaum vor. Eine generelle Selensupplementierung erscheint gegenwärtig nicht notwendig. Von einem Selenmangel sind beispielsweise Menschen mit Absorptionsstörungen (z. B. Mukoviszidose) und Dialysepatienten betroffen. Risikogruppen für eine unzureichende Selenzufuhr sind strikte Veganer und Personen mit einer einseitigen oder kalorien- und proteinarmen Ernährung. Selen kommt hauptsächlich in Fleisch, Fisch und Hühnerei sowie in Spargel und Linsen vor. Probieren Sie doch mal einen warmen Linsen-Salat mit Hackfleisch, Naturjoghurt und Petersilie.

29 Karotten sind nicht nur gut für die Augen

Möhren enthalten große Mengen Beta-Carotin, und das ist die Vorstufe von Vitamin A (Retinol).

Vitamin A ist ein fettlösliches Vitamin. Es ist (in Form des aktiven Metaboliten Retinsäure) für das Wachstum, das Immunsystem und die Entwicklung von Zellen und Geweben von essenzieller Bedeutung. Dass man Beta-Carotin bzw. Vitamin A (in Form des Metaboliten Retinal) für »gute Augen« (für den Sehvorgang) braucht und dass man daher viele Karotten essen soll, hat wohl jeder schon gehört. Bei einer schlechten Versorgung kommt es rasch zu Nachtblindheit und Veränderungen von Haut und Schleimhäuten. Im schlimmsten Fall führt ein ausgeprägter Vitamin-A-Mangel zur vollständigen Zerstörung der Augen bis hin zu Blindheit. Glücklicherweise sind solche Extremformen bei uns bzw. generell in westlichen Industrieländern sehr selten.

Natürlich spielt Vitamin A auch als Entzündungs-Killer eine außerordentlich wichtige Rolle. Bei Infektionskrankheiten und auch bei akuten und chronischen

KILLER-TIPP

Die Zufuhr von Beta-Carotin ist gesundheitsförderlich und kann sogar Krebserkrankungen vorbeugen – aber nur, wenn es aus natürlichen Quellen aufgenommen wird. Das haben wissenschaftliche Studien bewiesen. Ganz im Gegensatz dazu führen Beta-Carotin-haltige Nahrungsergänzungsmittel zu mehr Krebsfällen und sollten daher in jedem Fall gemieden werden.

Entzündungen ist der Vitamin-A-Spiegel bei Menschen oft erniedrigt. Der Vitamin-A-Bedarf von Männern liegt bei 1,0 Milligramm und von Frauen bei 0,8 Milligramm pro Tag. In der Schwangerschaft (ab dem 4. Monat) und in der Stillzeit ist der Bedarf mit 1,1 bzw. 1,5 Milligramm deutlich gesteigert. Das Vitamin ist hauptsächlich für die Lungenentwicklung und -reife des ungeborenen Kindes verantwortlich.

Vitamin A selbst kommt in nennenswerten Mengen nur in Leber vor. Andere tierische Lebensmittel wie tierische Fette (Butter), Eier und Fleisch enthalten vergleichsweise geringe Mengen. Das Pro-Vitamin Beta-Carotin kommt außer in Karotten reichlich in Spinat und Grünkohl vor. Da Leber von vielen Menschen gar nicht oder nicht regelmäßig verzehrt wird, kommt den pflanzlichen Quellen eine besonders große Bedeutung zu. Essen Sie also jeden Tag ausreichend Gemüse!

30 Cobalamine, eine Gruppe relevanter Vitamine

Als Vitamin B_{12} (Cobalamine) werden verschiedene Verbindungen zusammengefasst. Es handelt sich um ein wasserlösliches Vitamin, das bei vielen Magenerkrankungen nur unzureichend in den Körper aufgenommen werden kann. Bei einer Magenschleimhautentzündung (Gastritis) beispielsweise wird der sogenannte Intrinsic-Faktor nicht gebildet und ohne diesen kann Vitamin B_{12} nicht im Dünndarm resorbiert werden. Vitamin B_{12} hat als Bestandteil von Enzymen (bzw. Coenzymen) unzählige Funktionen im menschlichen Stoffwechsel. Die Rolle von Vitamin B_{12} als Entzündungs-Killer ist vielfältig und nicht zu unterschätzen.

Der Tagesbedarf eines gesunden Erwachsenen liegt bei 2 Mikrogramm. Reich an Vitamin B_{12} sind Muscheln, Fleisch, Milch und Eier. Eine echte Vitamin-B_{12}-Bombe ist Leber (von Rind, Kalb oder Schwein), die aber wie alle Innereien nicht häufiger als zweimal im Monat verzehrt werden sollte. Schwangere und Stillende sollten aufgrund der Schadstoffbelastung grundsätzlich auf Innereien verzichten.

Die 5 cobalaminreichsten Lebensmittel sind:

- Muscheln: 144 µg/100 g
- Rinderleber: 65 µg/100 g
- Kalbsleber: 60 µg/100 g
- Schweineleber: 39 µg/100 g
- Rinderniere: 33 µg/100 g

Vitamin B_{12} kann nur von bestimmten Mikroorganismen gebildet werden. Obwohl auch unsere Darmbakterien im Dickdarm zur Eigensynthese fähig sind, ist der Mensch dennoch vollständig auf die Zufuhr mit der Nahrung angewiesen. Personen, die sich vegan ernähren, haben ein ausgeprägtes Risiko für einen Vitamin-B_{12}-Mangel. Sie sollten sich ärztlich untersuchen und beraten lassen und das lebenswichtige Vitamin in Form von Nahrungsergänzungsmitteln aufnehmen.

31 Fasten und Co.

Fasten hat für die Volksheilkunde eine große Bedeutung. Natürlich gibt es auch in den Religionen Phasen, in denen die Gläubigen zum Nahrungsverzicht etc. aufgerufen sind. Als Beispiele seien nur der Fastenmonat Ramadan und die Fastenzeit der christlichen Religionen genannt.

Fasten kann auf viele unterschiedliche Arten durchgeführt werden. Manche sind gut, andere hingegen sehr schlecht für den Körper. Das klassische Fasten, bei dem außer Tee und Wasser sonst nichts zugeführt wird, ist Gift für den Körper. Bei jeder Form der Nulldiät, selbst wenn Säfte (wie beim Saftfasten) getrunken werden, verfällt der Körper in den absoluten Stresszustand und es kommt verstärkt zu entzündlichen Reaktionen.

Optimal ist das sogenannte proteinmodifizierte Fasten. Dabei baut der Körper kaum Muskulatur ab.

Bei Rheumatikern beginnt die Therapie in vielen Kliniken mit dieser speziellen Form des Fastens, bei der man rund 600 bis 800 Kalorien pro Tag aufnimmt, insbesondere durch Proteine, ca. 100 g Kohlenhydrate sowie lebenswichtige Nährstoffe wie bestimmte Fettsäuren. Zudem ist es wichtig, dem Körper die täglich notwendige Menge an Vitaminen und Mineralstoffen zuzuführen. In vielen Kliniken wird mit Produkten wie Slimfast, Optifast oder Modifast gearbeitet. Während einer solchen (proteinmodifizierten) Fastenperiode ruhen viele entzündliche Reaktionen im Körper, denn es können kaum noch entzündungsübertragende Substanzen gebildet werden. Das ist insbesondere auf die Senkung des Arachidonsäurespiegels zurückzuführen. Mit den Entzündungen gehen innerhalb nur weniger Tage gleichzeitig auch Schmerzen, Hunger und Zellschädigungen sofort zurück – eine Wohltat für den Körper. Diese Form des Fastens zeigt auch in wissenschaftlichen Studien immer wieder einen Anti-Aging-Effekt – es beugt also der vorzeitigen Alterung vor. Daher setzen auch so viele Hollywoodstars, Models und Prominente, die auf ein gutes Aussehen und einen gesunden Körper Wert legen, auf proteinmodifiziertes Fasten. Im Eiweiß liegt der Schlüssel eines gesunden, aktiven, attraktiven und fitten Körpers, der nicht von Entzündungen überflutet wird.

Ganz wichtig: Fasten Sie niemals, ohne zuvor mit Ihrem Arzt zu sprechen. Fasten darf nur auf Rat des Arztes und unter fachkundiger Anleitung durchgeführt werden.

32 Vitamin C – der Immunbooster

Das als Ascorbinsäure bezeichnete wasserlösliche Vitamin ist ein wichtiger Faktor in der Immunabwehr. Als Entzündungs-Killer kann Vitamin C den Körper vor Entzündungen und deren Nebenwirkungen effektiv bewahren.

Der menschliche Körper kann Vitamin C nicht selbst aufbauen und ist daher auf eine tägliche Zufuhr angewiesen. Der Bedarf kann bei einer durchschnittlichen Ernährungsweise ausreichend gedeckt werden, die Einnahme von Nahrungsergänzungsmitteln ist überflüssig. Einen deutlich erhöhten Vitamin-C-Bedarf haben Menschen mit Entzündungen und chronischen Erkrankungen. Dazu gehören beispielsweise akute Infekte, Fieber, rheumatische Erkrankungen, Allergien wie Heuschnupfen, Bronchitis, Asthma, Lungenentzündung, Seitenstrangangina oder Muskel- und Gelenkerkrankungen.

Um dem Körper eine extra Portion zuzuführen, ist es in der Regel ausreichend, eine zusätzliche Handvoll frisches und reifes Gemüse oder Obst zu verzehren. »5 am Tag« – so lautet hier die Devise.

Hier steckt reichlich Vitamin C drin:

- Paprika
- Brokkoli
- Grünkohl und Rosenkohl
- Zitrusfrüchte (Zitronen, Orangen)

- Kiwi
- Johannisbeeren
- frische Kräuter

Vitamin C ist außerordentlich empfindlich. Bei Hitze wird es vernichtet.

33 Ein Hoch auf Omas Suppen

Seit Jahrhunderten kennt wohl jeder die Empfehlung bei Erkältungserkrankungen, die immer mit Entzündungen einhergehen, und auch bei Schwäche oder Abwehrproblemen: eine gute Hühnersuppe oder Rinderbrühe. Aber was hat es damit auf sich? Ist es nur die Wärme von innen heraus? Fühlt es sich nur einfach gut an, eine heiße Suppe zu genießen? Oder ist es die Flüssigkeitszufuhr oder der würzige Geschmack? Sicher eine Kombination aus allen Punkten. Dazu kommt aber noch, dass bestimmte Mineralstoffe, Vitamine und Aminosäuren (Eiweißbausteine) in optimaler Kombination enthalten sind. Aber nur, wenn die Hühnersuppe oder Rindfleischbrühe frisch selbst gekocht worden ist. Studien zeigen, dass beim »Auskochen« des Hühner- oder Rindfleisches die Aminosäuren Cystein und Histidin herausgelöst werden. Cystein hat entzündungshemmende und abschwellende Effekte. Histidin kann noch mehr, denn es hilft bei der Aufnahme des in der Brühe oder Suppe reichlich enthaltenen Zinks. Die Verbindung von Zink und Histidin hat eine sehr hohe Bioverfügbarkeit. Und

Zink gehört zu den potentesten Entzündungs-Killern überhaupt. Wer keine (Fleisch-)Suppen oder Brühen mag, sollte Zink-Histidin-Präparate aus der Apotheke zu sich nehmen. Die Kombination von Zink, Histidin und Cystein in Hühner- oder Rindfleischsuppe – Omas altem Hausmittel – hilft nicht nur bei Erkältungen, sondern gegen alle Arten von stillen und lauten Entzündungen.

34 Mehr Entspannung = weniger Entzündung

Psychische Belastungen durch Stress im Berufsleben oder Hektik im Alltag schwächen unser Abwehrsystem, verändern die Darmflora und lassen stille Entzündungen entstehen. Außerdem fördert Stress den Übergang von der stillen zur massiven Entzündung.

Menschen, die unter chronischem Stress leiden, haben eine besonders aktive Amygdala (Mandelkern) im Gehirn. Diese tief im Gehirn liegende Region, die massiv auf emotionale Reize wie Ärger und Angst reagiert, führt zur Bildung weißer Blutkörperchen und entzündungsförderlicher Botenstoffe. In unserer Entwicklungsgeschichte war diese Reaktion sinnvoll. Wenn beispielsweise ein Jäger von einem Säbelzahntiger bedroht wurde, wurden in seinem Gehirn schon vorsorglich Abwehrstoffe gebildet, sodass eine Verletzung glimpflicher vonstattenging. Viele Reaktionen unseres Körpers haben vor einigen Hunderttausend

Jahren eine wichtige Rolle gespielt, laufen jedoch heute – in einem Alltag ohne ständige Lebensgefahren – ins Leere und können sogar wie im Falle der Amygdala negative Folgen haben. Durch Stresshormone (wie Cortison und Noradrenalin) im Übermaß werden der Körper generell und der Darm speziell in vielfältiger Weise negativ beeinflusst. Wenn wir nicht rechtzeitig dagegen ansteuern, entwickeln sich über kurz oder lang – also in Wochen oder Monaten – chronische Entzündungen unterschiedlicher Ausprägung mit unterschiedlichen Auswirkungen. Diese reichen von Schmerzen, Gefäßveränderungen wie Arteriosklerose, erhöhten Blutzuckerwerten bis zum Diabetes mellitus. In jedem Falle fördern schon stille Entzündungen dauerhaft die Entstehung von Übergewicht. Zudem machen sie die Gewichtsreduktion schwierig, wenn nicht sogar unmöglich. Die meisten Menschen unterschätzen Stress, weil er ja schließlich zu unserem normalen Alltag gehört. Aber wissenschaftliche Studien belegen, dass viele Krankheiten wie Migräne, Diabetes mellitus, Übergewicht und Adipositas (Fettsucht) und natürlich auch psychische Leiden durch Stress deutlich häufiger werden. Und alle Stressprozesse heizen sich gegenseitig an und bedingen sich gegenseitig.

Es ist höchste Zeit für Stressabbau und Entspannung!

Zur Entspannung können ausreichend gesunder Schlaf, die richtige Bewegung (Seite 49) (z. B. Spaziergänge an der frischen Luft) und bestimmte Tees beitragen (siehe Tipps Nr. 39, Seite 101 und 49, Seite 113). Aber natürlich können weder Tees noch

Schlaf noch Arzneimittel den Effekt von gezielten Entspannungstechniken (wie Yoga oder Autogenes Training) erreichen. Wissenschaftler der Medical University of South Carolina in den USA haben herausgefunden, dass gezielter Stressabbau durch Yoga die Menge bestimmter Entzündungsstoffe im Speichel reduziert.

Bei bestimmten Yoga-Übungen wird gezielt auch der Bauch entspannt. Dieses Entkrampfen wirkt sich positiv auf Gehirn und Nervensystem und somit auf das Stresslevel des ganzen Körpers aus.

Fragen Sie bei Ihrer Krankenkasse nach entsprechenden Angeboten (Autogenes Training, Yoga o. Ä.). Die Kurse werden bezuschusst oder die Kosten dafür sogar vollständig übernommen. Entspannungs- und Meditationskurse werden auch von Volkshochschulen, Fitnessstudios oder eigenen Instituten angeboten.

Wenn Sie eine Entspannungstechnik erlernt haben, ist es wichtig, diese auch täglich umzusetzen. Für die Gesundheit zählt nicht das, was wir ab und an tun, sondern das, was wir regelmäßig tun.

35 Den schlechten Darmbewohnern den Garaus machen

Bei übergewichtigen und chronisch kranken Menschen ist die Darmflora massiv aus dem Gleichgewicht geraten. Übergewicht entsteht, wenn zu viele schlechte »Firmicutes-Bakterien« und zu wenige gute »Bacteroiden« im Darm vorhanden sind. Heute kann die menschliche Darmflora durch spezielle molekulargenetische Untersuchungen nach der Biovis-Methode erfasst werden. Dabei zeigt sich, dass bei übergewichtigen Menschen oft ein Verhältnis der Bacteroiden zu firmicuten Bakterien von 1 zu 2000 vorliegt – statt eines normalen Verhältnisses von 2 zu 1. Es sind also 4000-mal so viele dick machende und entzündungsfördernde Keime vorhanden im Darm wie bei gesunden, schlanken Menschen. Das hat massive Auswirkungen.

Normalerweise tragen die Bakterien der Darmflora nicht entscheidend zu unserem Energiehaushalt bei. Aber bei einem Überwiegen von Firmicutes-Bakterien entstehen im Darm kurzkettige Zucker, die unseren Körper mit Kalorien förmlich überfluten. Die Firmicuten verwerten Ballaststoffe so gut, dass der menschliche Organismus dadurch enorme Kalorienmengen aufnehmen kann. Die Kalorienmenge, die die Firmicutes-Bakterien im Darm erzeugen, kann bis zu 15 Prozent der Tagesenergiemenge ausmachen. Das sind rund 200 bis 300 Kalorien zusätzlich.

Das erhöht das Risiko für Diabetes mellitus und andere Stoffwechselerkrankungen. Zudem fördern diese Bakterien entzündliche Reaktionen. Erschwerend kommt hinzu, dass die schädlichen Bakterien auch noch Verdauung und Stuhlgang verändern: Sie produzieren ein Übermaß an Acetat (Essigsäure).

Die Lösung des Problems ist ganz einfach: Nehmen Sie jeden Tag reichlich gesunde Milchsäurebakterien wie Lactobacillus acidophilus, Lactobacillus casei, Lactobacillus lactis oder Lactobacillus rhamnosus zu sich. Damit führen Sie die schlank und gesund machenden Bakterien zu. Sie nehmen automatisch ab, Entzündungen gehen zurück und Ihr Körper gesundet zunehmend. Aber Vorsicht: Sobald Sie die Bacteroides nicht mehr einnehmen, vermehren sich die schlechten Firmicutes-Bakterien wieder und der Teufelskreis beginnt von vorn.

Wenn Sie zu den genannten Milchsäurebakterien noch täglich zweimal Apfelpektin aufnehmen, funktioniert das Gesundungssystem besser, da die guten Bacteroides besonders gut wachsen und sich dauerhaft ansiedeln können. Ihr Apotheker berät Sie gerne, in welchen medizinisch relevanten Probiotika-Präparaten die besonders positiven Bakterien stecken. Ich empfehle meinen Patienten in der Praxis in der Regel Präparate, die Milchsäurebakterien wie beispielsweise F. prausnitzii und A. Muciniphilia enthalten, da diese stark entzündungshemmend sind.

36 Schon mal was von Yams gehört?

Falls Sie das nicht kennen, wird es höchste Zeit. Probieren Sie doch mal Yams-Wurzeln, denn die beugen Entzündungen vor. Und sie machen richtig fit. Die professionellen Läufer von Jamaika bevorzugen vor Weltmeisterschaften und Olympischen Spielen Yams als Kohlenhydratträger. Selbst der Sprintstar Usain Bolt soll voll auf Yams setzen, um fast so schnell wie ein Raubtier zu rennen.

Yams ist eine Pflanzengattung aus der Familie der Yamswurzelgewächse. Yams gilt in den Tropen schon lange als Nahrungs- und Heilpflanze. In der Volksheilkunde wird Yams als tonisierend für Milz, Lunge und Nieren sowie als blutzucker- und cholesterinspiegelsenkend beschrieben. In der Naturheilkunde wird sie auch eingesetzt, um das vorzeitige Altern zu vermeiden. Yamswurzeln enthalten – wie Süßkartoffeln auch – viel Vitamin A, Beta-Carotin (also Provitamin A) und Kalium. Der entzündungshemmende Effekt geht vor allem auf die große Menge an Anthocyanen zurück.

Anthocyane sind rote Pflanzenfarbstoffe, also sekundäre Pflanzenstoffe, die beim Menschen als Antioxidantien wirken. Anthocyane beugen nach wissenschaftlichen Erkenntnissen Entzündungen vor, indem sie auf drei verschiedene Substanzen im Körper Einfluss nehmen. Das sind das Enzym Cyclooxygenase-2 (COX-2), eine bestimmte Form von Stickstoffmonoxid (iNOS) und der Transkriptionsfaktor NFkB. Und die letztgenannte Substanz schaltet Entzündungsreaktionen im Körper ein und aus. Wenn NFkB beispielsweise freie Radikale findet, dann sorgt es dafür, dass im Körper Gene produziert werden, die Entzündungen auslösen.

Außerdem sind Anthocyane auch dafür verantwortlich, dass im Körper nicht zu viel Fibrinogen gebildet wird. Fibrinogen in normalen Mengen ist für die Blutgerinnung wichtig. Aber im Übermaß produziertes Fibrinogen ist schädlich, da es dann Entzündungen der Nervenfasern auslösen kann und die schützende Hülle der Nerven zerstört. Wer als Alternative zu stinknormalen Kartoffeln öfter mal Süßkartoffeln und Yams verzehrt, schützt seinen Körper vor Nervenschädigungen, vor oxidativem Stress durch freie Radikale und vor Entzündungen.

37 Tryptophan, eine antientzündliche Aminosäure

Eine wichtige Rolle in der Immunabwehr und der Verhinderung von Entzündungen spielt die essenzielle (lebenswichtige) Aminosäure Tryptophan. Sie ist für den Proteinaufbau im menschlichen Körper wichtig und wird bei allen Entzündungsprozessen im Darm vermehrt benötigt. Durch Tryptophan kann die Verbreitung von Krankheitserregern oder das Wachstum von bösartigen Zellen reduziert werden. Tryptophan wirkt auch direkt gegen Entzündungen und wird sogar in der Krebstherapie eingesetzt. Das Glückshormon Serotonin kann nur erzeugt werden, wenn der Eiweißbaustein Tryptophan vorhanden ist.

Menschen, die sich körperlich und geistig massiv belasten oder unter Stress stehen, haben einen erhöhten Tryptophanbedarf. Ist der Tryptophanverbrauch durch Sport, Stress oder massive Entzündungen hoch, kann aber nicht nur das Immunsystem des gesamten Körpers in Mitleidenschaft gezogen sein. Es kommt auch zu Konzentrationsstörungen und sogar zu Depressionen.

Achten Sie also auf eine ausreichende Zufuhr von Tryptophan. Die gute Nachricht lautet: Sie müssen keine Nahrungsergänzungsmittel aus der Apotheke einnehmen. Tryptophan ist in vielen Lebensmitteln reichlich enthalten.

Die 5 tryptophanreichsten Lebensmittel sind:

- Mungobohnen: 1,16 g/100 g
- Hefeflocken/Bierhefe: 0,82 g/100 g
- Spirulina-(Algen-)Pulver: 0,80 g/100 g
- Sojamehl: 0,56 g/100 g
- Kürbiskerne: 0,54 g/100 g

38 Heilpflanzen von Mutter Natur

Viele Pflanzen haben einen entzündungshemmenden Effekt. Dazu gehören beispielsweise Kamille, Bittersüßstängel, Brennnessel, Blutwurz, Bockshornklee, Ingwer, Lindenblüten, Ringelblume und Arnikablüten.

Diese und andere oft seit Jahrtausenden bekannten und bestens bewährten Heilpflanzen können bei leichten Entzündungen – beispielsweise im Rahmen von Erkältungskrankheiten – eingesetzt werden. Pappelknospen und Weidenrinde enthalten Wirkstoffe, die beispielsweise in synthetischer Form in Schmerzmitteln wie Aspirin enthalten sind. Kamille kommt insbesondere zur Reizlinderung bei Entzündungen im Mund-, Hals- und Rachenraum zum Einsatz. Bei Entzündungen der Prostata stehen als Heilpflanzen Sägepalmenfrüchte und Brennnesselwurzeln zur Verfügung. Salben mit Nachtkerzensamenöl und Ballonrebe kommen bei Hautentzündungen zum Einsatz. Sonnenhut, Ginseng und Taigawurzel haben eine immunstärkende Wirkung und helfen bei allgemeiner Schwäche als Anzeichen einer Entzündung. Die Anwendung erfolgt meist als Tee. Fragen Sie Ihren Arzt, Heilpraktiker oder Apotheker danach.

Eine immunsystemstimulierende Wirkung haben insbesondere diese Heilpflanzen:

- Andorn
- Aronia
- Baptisia
- Eberesche
- Efeu
- Lapacho – beispielsweise als Tee
- Tausendgüldenkraut
- Wasserdost
- Ginseng
- Meerrettich
- Sanddorn

- Kurkuma
- Zaubernuss
- Weihrauch

39 Anti-Entzündungstee einfach selbst gemacht

In Pflanzen stecken viele Kräfte, die von der modernen Schulmedizin viel zu wenig genutzt werden. Das Zauberwort heißt Pflanzenheilkunde (Phytotherapie). Natürlich können Sie auch mit selbst gemachten Tees gegen Entzündungen vorgehen.

Mischen Sie je 20 g Rosen- und Kamillenblüten, Salbei- und Pfefferminzblätter, 20 g getrockneten Sanddorn und 10 g Lapacho-Innenrinde aus der Apotheke. Von der Mischung 2 Esslöffel mit 500 ml kochendem Wasser übergießen, 10 Minuten abgedeckt ziehen lassen, abseihen und mehrmals täglich warm trinken. Den Tee bei einer Temperatur von 35 Grad Celsius mit einem Esslöffel Deutschem Bienenhonig und einem Esslöffel frisch gepressten Limettensaft anreichern.

40 Neben Tee hilft auch Kaffee

Im Kaffee steckt nicht nur muntermachendes Koffein, sondern auch weitere gesunde Inhaltsstoffe. Unter den mehr als 1000 Inhaltsstoffen sind hier vor allem Kaffeeöle, Aminosäuren und Mineralstoffe zu nennen.

KILLER-TIPP

Bei entzündeten äußeren Wunden der Haut hat sich Ringelblumensalbe bestens bewährt. Sie können diese in jeder Apotheke kaufen oder natürlich einfach selbst herstellen: Schmelzen Sie dafür bei geringer Hitze zwei Esslöffel Butterschmalz oder Butter in einem Topf, streuen Sie 2 Esslöffel Ringelblumenblüten aus Apotheke oder Reformhaus in das geschmolzene Fett. Schwenken Sie das Gemisch 10–12 Minuten. Wichtig ist, dass die Butter nicht braun wird. Danach seihen Sie das Fett über einem Haarsieb ab und stellen die Mischung in einem verschlossenen Glasgefäß in den Kühlschrank. Nach einigen Stunden ist die Salbe fest geworden und kann verwendet werden. Sie ist bis zu drei Wochen haltbar.

Eine aktuelle Studie zeigt, dass Menschen, die täglich relativ viel (mehr als vier Tassen) Filterkaffee trinken, länger leben als Menschen, die wenig davon trinken. Auch wenn das evtl. an anderen Lebensstilfaktoren als dem Kaffee liegt, so gilt: Haben Sie keine Angst vor Kaffee. Er ist weder für Ihr Herz noch Ihren Blutdruck gefährlich. Wichtig ist aber, dass Sie Filterkaffee trinken und auf andere Kaffeeprodukte und Zubereitungsmethoden verzichten.

Die gesundheitsförderlichen Effekte des Kaffees sind insbesondere auf den hohen Gehalt an Antioxidantien (v. a. Polyphenole) zurückzuführen. Kaffee ist laut internationalen Studien die wichtigste Quelle für Antioxidantien – weit vor Gemüse und Obst. Bei einer durchschnittlichen Ernährungsweise stammen die meisten Antioxidantien tatsächlich aus dem braunen Heißgetränk. Kaffee wirkt zellschützend und kann sogar vor Krebs schützen. Kaffee ist ein wahrer Entzündungs-Killer. Ich empfehle in meiner Praxis auch grünen Kaffee, der besonders reich an antioxidativ wirksamen sekundären Pflanzenstoffen ist.

41 Homöopathische Wunderkügelchen

Die Homöopathie – begründet von dem Arzt Dr. Christian Friedrich Samuel Hahnemann (1755–1843) – bietet eine Vielzahl von Präparaten zur Behandlung von Entzündungen an. Die Wahl des Präparats ist dabei abhängig von der Art der Entzündung. Sinnvoll ist es, sich von einem Facharzt für Naturheilkunde oder einem spezialisierten Heilpraktiker beraten zu lassen. Viele Krankenkassen ersetzen die Kosten für homöopathische Arzneimittel. Grundsätzlich können folgende Angaben gemacht werden:

- Entzündungen der Gelenke: Bryonia
- Entzündungen der Haut und der Schleimhäute: Apis mellifica

- Entzündung des Halses: Phosphorus
- Entzündungen mit Schleim oder Eiter: Hepar sulfuris D12

42 Welche Schüßler-Salze gegen Entzündungen helfen

Bleiben wir bei alternativen Heilverfahren. Dieses Mal geht es aber nicht um Homöopathie, sondern um die Biochemie nach Dr. Wilhelm Heinrich Schüßler (1821–1989). Die vom Mediziner Schüßler entwickelte und bestens erprobte Heilkunde umfasst 12 Funktionsmittel und 15 Ergänzungsmittel.

Heilpraktiker und naturheilkundlich tätige Ärzte empfehlen bei Entzündungen folgende Schüßler-Salze:

- Ferrum phosphoricum (Nr. 3) bei ersten Anzeichen einer starken Entzündung mit Schmerzen
- Kalium chloratum (Nr. 4) bei einer einige Tage bestehenden Entzündung ohne heftige Beschwerden
- Kalium sulfuricum (Nr. 6) bei chronischen Entzündungen mit gegebenenfalls abgeschlossener Wundheilung

Das Schüßler-Salz Nr. 3 (Ferrum phosphoricum) ist etwas ganz Besonderes und verdient ein paar Extraworte. Ferrum phosphoricum ist das für den Stoffwechsel und den Transport von Abwehrstoffen zuständige Mineralsalz. Das Anti-Entzündungsmittel kann vorbeugend zur Stärkung des Immunsystems und zu Beginn von Entzündungskrankheiten eingesetzt werden. Ferrum phosphoricum zeigt auch eine hervorragende Wirkung bei Schürfwunden, da es die Sauerstoffversorgung verbessert und damit das Gewebe optimal versorgt. Es beugt Muskelkater und Konzentrationsstörungen vor. Viele Spitzensportler – darunter viele Olympiasieger – setzen auf Ferrum phosphoricum, das lebenslang auch täglich eingenommen werden kann. Natürlich kann das Schüßler-Salz Nummer 3 auch mit anderen kombiniert werden. Optimal ist eine Kombination aus den Salzen Nummer 3, 8, 10 und 21.

Alle biochemischen Mittel nach Dr. Schüßler sind rezeptfrei und preiswert in jeder Apotheke erhältlich.

43 Cistrosen-Tee: ein Drink mit erstaunlichen Wirkungen

Cistrosen-Tee bietet einen hervorragenden Schutz vor Erkältungskrankheiten (grippale Infektionen – Schnupfen und Co.) und Entzündungen des Halses. Das uralte, unscheinbare griechische Heilkraut wird hauptsächlich äußerlich oder als Tee und Lutschtablette angewandt. Es wirkt lokal und macht die Schleimhäute stark im Kampf gegen krank machende Viren.

Südeuropa (v. a. die griechische Halbinsel Chalkidiki) ist die Heimat der rosarot blühenden Pflanze Cistus incanus (= graubehaarte Zistrose). Zur Erntezeit im

Frühsommer liegt alljährlich ihr aromatisch-harziger Duft über den typischen Macchia-Landschaften mit ihren kleinwüchsigen dichten Buschwäldern. Die Verwendung von Cistus incanus lässt sich über mehr als 2000 Jahre nachvollziehen. Mühevoll wurde das Harz (Ladanum) schon im alten Ägypten gewonnen. Die christliche Kirche kennt Cistus incanus noch heute als wichtigen Bestandteil des Weihrauchs.

Die entzündungshemmende und abwehrstärkende Wirkung der Pflanze sorgte dafür, dass Cistus incanus als »Pflanze Europas 1999« ausgezeichnet wurde. Cistus ist reich an wertvollen Polyphenolen. Diese sind in der Lage, Viren, Bakterien und sogar Schwermetalle zu umhüllen. So können die Mikroorganismen oder giftige Stoffe aus dem Körper ausgeschieden werden. Das macht Cistus zu einem wahren Entzündungs-Killer. Hochwertige Cistus-Präparate von Dr. Pandalis erhalten Sie als Lutschtabletten oder Tee in der Apotheke.

44 Essen und Leben wie am Mittelmeer

Die mediterrane Lebensweise geht mit einem niedrigen Entzündungsspiegel einher. Es kommt dort seltener zu Krebs und anderen Wohlstandskrankheiten als bei uns. Wie genau funktioniert der mediterrane Lifestyle? Noch bis vor wenigen Jahrzehnten setzen die dort lebenden Völker in erster Linie auf Naturheilkunde. Aber es geht um weitaus mehr. Zu einer mediterranen

Lebensweise gehören regelmäßiger, gesunder Schlaf (6 bis 8 Stunden pro Nacht), viel Bewegung an der frischen Luft, Entspannung durch eine tägliche Siesta und viel Sonne. Hierzulande kann man nicht alles umsetzen, aber vieles. Vor allem die Ernährungsweise spielt eine große Rolle.

Kennzeichen der mediterranen Ernährung:

- hauptsächlich naturbelassene regionale Lebensmittel, die frisch zubereitet und gegessen werden
- kaum Fast Food und industrielle Fertigprodukte
- wenig Süßigkeiten
- viel frisches Gemüse
- viel frisches Obst
- selten Fleisch, kaum Wurst
- viel frischer Fisch
- wenig Kuhmilch, kaum Butter
- viel Wasser
- wenig hochprozentiger Alkohol, nur ab und zu (nicht jeden Tag) etwas Rotwein (Seite 69)
- regelmäßig Käse
- viele Hülsenfrüchte
- Verwendung frischer Kräuter und Gewürze
- kaum Salz
- kaum Zucker, stattdessen unbehandelter Honig (Seite 110)
- regelmäßig Nüsse, Samen und Oliven sowie andere Ölfrüchte
- hochwertige, kalt gepresste Öle (kein billiges Öl, sondern frisches natives Olivenöl)

45 Abspecken gegen Entzündungen?

Mittlerweile gibt es auf der Welt mehr überernährte, dicke Menschen als Unter- oder Mangelernährte. Vor allem die Zahl der übergewichtigen und adipösen Kinder steigt weltweit – eine dramatische Entwicklung.

Jahrzehntelang ging man davon aus, dass die Fettzellen (= Adipozyten) nichts anderes sind als Speicher von Fett im Körper. Inzwischen ist aber klar, dass das Fettgewebe sehr hormonaktiv ist und sich dadurch sozusagen selbst erhält. In unserer menschlichen Entwicklungsgeschichte war ein dicker Bauch ein Überlebensvorteil und entsprechend schützt sich der Körper durch in seinen Fettzellen gebildete Hormone und Botenstoffe. Die Fettdepots haben eine Rolle in der Abwehrleistung des Körpers. Die Fettzellen setzen verschiedene Botenstoffe frei, die Entzündungsreaktionen auslösen: Zytokine. Die Zytokine programmieren die Fresszellen des Immunsystems um und dadurch senden diese kontinuierlich Gefahrensignale. Es kommt zu unterschwelligen Entzündungen. Das kann auch ein Grund bzw. ein Faktor bei der Entstehung von Diabetes mellitus Typ 2 sein.

Abspecken ist eine super Möglichkeit, gegen Fettgewebe am Bauch und gegen Entzündungen vorzugehen. Aber wie? Sowohl fettarm (= low fat) als auch kohlenhydratarm (= low carb) kann man erfolgreich diäten. Verschiedene aktuelle Studien von

Forschern der Stanford University und der Harvard Medical School of Public Health haben gezeigt, dass Low-Carb-Diäten den Low-Fat-Diäten doch nicht überlegen sind. Die strikte Meidung oder deutliche Einschränkung von Kohlenhydraten bringt bei der Gewichtsabnahme nachweislich nicht mehr als die Einschränkung von Fett. Auch im Hinblick auf die Hunger-Sättigungs-Regulation und andere Messwerte gab es keine Unterschiede. Beide Methoden führen zu einer Gewichtsreduktion. Sie können also selbst entscheiden, ob Sie lieber die Fett- oder die Kohlenhydratzufuhr einschränken möchten.

Neben der Ernährung sind beim Thema Gewichtsabnahme natürlich auch Bewegung, Entspannung und Stressvermeidung von großer Bedeutung – siehe hierzu Killer-Tipps 7 (Seite 49), 34 (Seite 92) und 50 (Seite 114).

46 Soja, eine Bohne mit Talent

Soja bildet in vielen Gegenden der Welt die Grundlage der menschlichen Ernährung. Nicht nur in asiatischen Ländern, sondern auch bei uns setzen immer mehr Menschen auf Soja und Sojaprodukte. In jedem Supermarkt erhält man heute Sojadrink (umgangssprachlich Sojamilch), Sojajoghurt, Sojaschnitzel oder andere vegetarische Produkte auf Sojabasis. Die entzündungshemmenden Effekte der Sojabohne sind wahrscheinlich auf die enthaltenen Phytoöstrogene, Ballaststoffe, Omega-3-Fettsäuren und sekundären

Pflanzenstoffe zurückzuführen. Um sich Soja als Entzündungs-Killer zunutze zu machen, sollten Sie zwei- bis dreimal pro Woche eine Portion Sojaprodukte verzehren – beispielsweise ein Glas Sojadrink oder eine Portion von 150 g Tofu. Wie unter anderem die »Shanghai Women's Health Study« zeigt, ist die entzündungshemmende Wirkung umso deutlicher, je mehr Sojaprodukte in den Speiseplan integriert werden.

47 Summm, summ, summ … genießen Sie Deutschen Bienenhonig

Schon unsere Eltern haben uns beigebracht, dass Honig gesund ist. Aber was genau steckt denn drin und was bewirkt er eigentlich?

Das natürliche, süß-klebrige Lebensmittel enthält neben viel Zucker (Frucht- und Traubenzucker) vor allem Pollen, Vitamine, Enzyme, Eiweißbausteine sowie Farb- und Aromastoffe.

Seit Jahrtausenden gehören Honig und andere Bienenprodukte (wie Propolis und Gelée royale) zu den bewährten Mitteln der Medizin, wenn es um Wundheilung und die Stärkung des Immunsystems geht. Auch aktuelle Untersuchungen können die Effekte eindeutig belegen. Zudem wirkt Honig auch antiseptisch – durch Wasserstoffperoxid – und ist daher als Wundauflage sinnvoll. Die leicht entzündungshemmende und antibakterielle Wirkung des Honigs, die schon seit dem späten Mittelalter bekannt ist, lässt sich insbesondere auf die enthaltenen Polyphenole, Flavone und Inhibine zurückführen.

Wichtig: Honig ist nicht gleich Honig! Der industriell verarbeitete günstige Honig aus dem Supermarkt wird schon bei der Gewinnung und Behandlung erhitzt und büßt damit viel von seinen wertvollen Inhaltsstoffen ein. Guten Deutschen Bienenhonig hingegen, der nicht thermisch behandelt wurde und somit voller gesundheitsförderlicher Substanzen ist, erhalten Sie beim Imker, im Reformhaus, im gut sortierten Drogerie- oder Supermarkt oder auf dem Wochenmarkt.

Sie sollten Honig niemals über 40 Grad Celsius erhitzen. Milch oder Tee mit Honig ist also nur nützlich und wirkungsvoll, wenn er warm und nicht heiß ist.

Am besten verzehren Sie jeden Morgen einen Esslöffel Deutschen Bienenhonig – egal, ob in Milch, Tee oder auf dem Brot. Mehr sollte es nicht sein, denn sonst kann die große Menge Zucker und Kalorien schnell dick machen.

48 Magnesium löscht die »Flammen«

Wenn Sie bei Magnesium nur an Brausetabletten, die vor nächtlichen Wadenkrämpfen schützen, denken, liegen Sie zwar nicht ganz falsch, übersehen aber die

KILLER-TIPP

In der Volksheilkunde haben sich neben Honig auch Propolis und Gelée royale bewährt. Gelée royale, das Futter der Bienenköniginnen, ist reich an hochwertigen Vitaminen und Spurenelementen sowie Signalbotenstoffen für das Immunsystem. Es gilt als ein natürliches Konservierungsmittel. Propolis wirkt gegen Viren, Pilze und Bakterien. Es ist ein echter Entzündungs-Killer der Bienen, der auch dem oxidativen Stress entgegenwirkt. Propolis-Produkte, Gelée royale, Medihoney und Manuka-Honig erhalten Sie in Reformhaus oder Apotheke.

vielen anderen gesundheitlichen Wirkungen. Magnesium ist ein für den Menschen lebenswichtiger Mineralstoff. Er wirkt effektiv als Entzündungs-Killer. Im Körper eines Erwachsenen stecken rund 25 Gramm Magnesium, der Großteil davon im Skelett. Wir müssen täglich Magnesium mit der Nahrung aufnehmen, um keine Mangelzustände hervorzurufen. Die Deutsche Gesellschaft für Ernährung (DGE) empfiehlt eine tägliche Zufuhr von 300–400 Milligramm. Besonders viel brauchen männliche Jugendliche sowie Schwangere und Stillende. Wichtig ist der Mineralstoff vor allem für den Energiestoffwechsel – daher müssen Sportler auch auf eine optimale Magnesiumzufuhr achten. Magnesium hat zudem Funktionen in der Reizübertragung von Nerven zu Muskeln oder im

Knochenstoffwechsel. Wenn Sie unter einem Magnesiummangel leiden oder Ihre Zufuhr erhöhen möchten, weil Sie unter Migräne leiden, achten Sie darauf, dass Sie ein Präparat mit organisch gebundenem Magnesium (z. B. Magnesiumcitrat) einnehmen. Lassen Sie sich hierzu am besten in der Apotheke beraten.

Die 5 magnesiumreichsten Lebensmittel sind:

- Spirulina-(Algen-)Pulver: 920 mg/100 g
- Kakaopulver: 545 mg/100 g
- Weizenkleie: 490 mg/100 g
- Sonnenblumenkerne: 420 mg/100 g
- Kürbiskerne: 402 mg/100 g

49 Grüner Tee gegen Entzündungen

Dass grüner Tee gesund ist, haben Sie sicher schon oft gelesen und gehört. Aber woran liegt das? Im Endeffekt an der Farbe und dem leicht bitteren Geschmack. Beides wird von sekundären Pflanzenstoffen ausgelöst. Für die Farbe ist insbesondere das nicht fermentierte Blattgrün verantwortlich, für den Geschmack die Teepolyphenole (Catechine, Flavonole und Flavone), Saponine und andere sekundäre Pflanzenstoffe sowie Aminosäuren. Der tägliche Konsum von 2–3 Tassen Grüntee wirkt optimal entzündungshemmend. Dabei gilt: je bitterer, desto besser. Wenn Sie grünen Tee nicht mögen, tröstet es Sie sicherlich, dass auch schwarzer Tee entzündungshemmende Effekte hat. Während schwarzer Tee mit sprudelnd kochendem Wasser übergossen wird, sind bei Grüntee 70 Grad Celsius optimal. Wenn Sie hochwertigen grünen (oder auch schwarzen) Tee kaufen möchten, sind Sie im Teehandel besser aufgehoben als im Supermarkt.

50 Schlaf ist die beste Medizin

Achten Sie auf ausreichend Schlaf! Wenn Sie nachts nicht gut oder ausreichend schlafen können, sollten Sie in jedem Falle mit Ihrem Arzt sprechen. Häufig sind Krankheiten oder Medikamente die Ursache. Oft kann ein Wechsel des Medikaments oder bei hartnäckigen Beschwerden die kurzfristige Einnahme von Schlafmitteln helfen. Liegen psychische Faktoren zugrunde, kann ein Psychologe oder Psychiater vielleicht weiterhelfen. Schlafstörungen und Schlafmangel können aktuellen Untersuchungen zufolge zu massiven Einschränkungen des Immunsystems und zu verstärkten Entzündungsreaktionen führen. Studien belegen eindeutig, dass Schlafen einen wichtigen Einfluss auf die entzündungsregulierenden Zytokine hat.

Was bewirkt Schlafmangel oder warum ist genug Schlaf so wichtig?

- Lebensdauer: Menschen, die täglich einen gesunden Nachtschlaf mit optimaler Dauer haben, leben länger. In der größten Langzeitstudie über gesundes Altern, die in Australien durchgeführt wurde, untersuchten die Wissenschaftler 230.000 Menschen. Das Ergebnis: Menschen, die regelmäßig mehr als neun Stunden pro Nacht schlafen, haben ein stark erhöhtes Risiko für einen frühzeitigen Tod.

- Körpergewicht: Menschen mit genug gesundem Schlaf leiden seltener an Übergewicht. Mehrere Studien haben diesen Zusammenhang – sowohl bei Kindern als auch bei Erwachsenen – untersucht und das Ergebnis ist eindeutig: Menschen mit Schlafschwierigkeiten und chronische Kurzschläfer haben ein erhöhtes Risiko für Übergewicht und Fettleibigkeit.
- Stille Entzündungen: Die Entzündungsreaktion des Körpers ist bei Schlafdefizit nicht richtig geregelt. Gut schlafende Menschen leiden seltener unter stillen Entzündungen.

Wie viel Schlaf ist gesund? 6–8 Stunden pro Nacht sind optimal. Wichtig ist die Regelmäßigkeit. Während der Woche jede Nacht nur kurz 5 Stunden zu schlafen und dann am Wochenende den ganzen Tag im Bett zu liegen bringt nichts. Man kann nicht »vorschlafen« und auch verpassten Schlaf nicht nachholen. Und ständig zu viel Schlaf ist auch nicht gesund. Das gesunde Mittelmaß ist wichtig. Achten Sie außerdem auf eine gute Schlafhygiene mit optimalem Schlafzimmer, guter Temperatur und bester Matratze.

Vor dem Zubettgehen einen Johanniskraut-Baldrian-Tee zu trinken kann Wunder wirken. Außerdem fördern ausreichend Bewegung sowie Entspannung einen erholsamen Schlaf. Gute Nacht!

Der perfekte Anti-Entzündungstag

Wir können in unseren täglichen Speiseplan so viele leckere Entzündungs-Killer einbauen. Hier finden Sie tolle Anregungen und Rezepte.

Der optimale »Gesundheitstag« startet nach 6–8 Stunden gesundem Schlaf mit einem leckeren Frühstück. Ideen für ein optimales Frühstück sowie für Snacks und weitere Mahlzeiten finden Sie auf den nächsten Seiten.

30–45 Minuten moderate Bewegung (bei einer Pulsfrequenz von 100–130 Schläge pro Minute) sind wichtig, am besten an der frischen Luft mit etwas Sonnenbestrahlung. Entspannungsübungen zur Stressbewältigung gehören ebenfalls zur täglichen Routine.

Wenn man dann auch noch morgens und abends die Darmflora mit optimal dosierten, medizinisch relevanten Probiotika aufpäppelt und die richtigen Lebensmittel isst, ist man perfekt vor Entzündungen geschützt.

Frühstücks-Ideen

- Grüntee gesüßt mit Deutschem Bienenhonig
- 1 Glas (200 ml) Brottrunk oder Kefir mit Sanddornsaft und Gerstengras
- 2 Scheiben Leinsamenvollkornbrot
- 1 Esslöffel Rapsölmargarine
- Ungezuckertes Nussmus
- 30 g Harzer Käse oder Magerquark
- 1 Apfel mit Schale

Snack-Ideen für zwischendurch

- Schwarztee oder Grüntee mit Deutschem Bienenhonig
- 1 Dessertschüssel Beerenfrüchte
- 1 großes Glas grüner Smoothie ohne Zucker und Zusatzstoffe

Ideen für Mittag- und Abendessen

- 1 Tasse frisch gekochte Rinderbrühe
- 1 große Portion grünblättriges Gemüse
- 100 g Wildlachs
- Frische Kräuter und Gewürze
- 200 g Vollkornreis, Pellkartoffeln oder Vollkornnudeln
- ½ Papaya
- Feldsalat mit Walnüssen und Rapsöldressing
- 2 Scheiben Hafervollkornbrot
- 1 Esslöffel Rapsölmargarine
- 30 g Harzer Käse oder Magerquark
- Ungezuckertes Nussmus
- 1 Apfel mit Schale

Guten-Morgen-Porridge

Für 1 Portion
ca. 15 Min.

4–5 EL kernige Haferflocken • 2 Tassen Wasser • 1 EL gehackte Nüsse • 1 geraspelter Apfel (mit Schale) • 1 TL Rosinen • 1 Spritzer Limettensaft • 1 TL Deutscher Bienenhonig • 1 Tasse probiotischer Naturjoghurt oder Kefir • 1 TL Leinsamen • etwas Zimt

- Die Haferflocken in Wasser einmal kräftig aufkochen, bis ein dickflüssiger Brei entstanden ist. Den Topf vom Herd nehmen und den Haferbrei in eine große Schüssel füllen.

- Gehackte Nüsse, geraspelten Apfel und Rosinen unterheben. Mit Limettensaft und Honig abschmecken. Den zimmerwarmen Joghurt in den leicht abgekühlten Brei geben und unterziehen.

- Leinsamen trocken (ohne Fett) in der Pfanne anrösten und damit den Porridge garnieren. Zum Schluss mit Zimt bestäuben. Nach Belieben mit einem Zitronenmelisse- oder Pfefferminzblatt garnieren.

Nährwerte:
495 kcal / 16 g Eiweiß / 19,5 g Fett / 63 g Kohlenhydrate / 9,5 g Ballaststoffe / 3 g Omega-3-Fettsäuren / 3 mg Zink

Gebratener Wildlachs auf Kartoffel-Möhren-Stampf mit Champignongemüse

Für 1 Portion
ca. 50 Min.

Für den Kartoffel-Möhren-Stampf
100 g Pellkartoffeln • 100 g Möhren • 50 g Kohlrabi • 1 EL Kräuterfrischkäse (fettarm) • 3 Zweige frische Petersilie, gehackt • 1 Spritzer Zitronensaft • 1 Msp. scharfer Meerrettich • fluoridiertes Jodsalz • etwas frisch geriebener Muskat

Für das Champignongemüse
300 g Wiesenchampignons • 1 kleine rote Zwiebel • ½ Knoblauchzehe • 2 Walnusskerne, gehackt • ¼ Bund Schnittlauch • fluoridiertes Jodsalz • weißer Pfeffer aus der Mühle • 1 Msp. milder Senf

Für den Wildlachs
1 kleines Wildlachsfilet (125 g) • 2–3 Spritzer Limettensaft • fluoridiertes Jodsalz • Rapsöl • 2 Zweige frischer Dill • gemahlener weißer Pfeffer aus der Mühle • 1 EL Kressesprossen

• Kartoffeln putzen, mit Schale kochen, pellen. Gleichzeitig Möhren und Kohlrabi kochen. Kartoffeln mit gekochten Möhren und Kohlrabi stampfen, Frischkäse und gehackte Petersilie untermischen und alles mit Zitronensaft, Meerrettich, Salz und Muskat abschmecken.

- Champignons putzen und blättrig schneiden, Zwiebel in kleine Würfel schneiden, Knoblauch pressen. Alles in einer Pfanne mit 1 TL heißem Rapsöl kurz und kräftig anbraten, dann herausnehmen. Die gehackten Walnüsse und Schnittlauchröllchen kurz in der Pfanne erwärmen, mit Salz, Pfeffer und Senf abschmecken. Die Masse über die Champignons geben und gut vermischen.

- Das Wildlachsfilet mit etwas Limettensaft säuern, leicht salzen und in einer Pfanne in 1 TL heißem Rapsöl von beiden Seiten 2 Min. braten. Die Pfanne von der Kochplatte nehmen. Frisch gehackten Dill und 1 TL Rapsöl über den Lachs geben und nochmals wenden. Mit etwas weißem Pfeffer abschmecken. Lachs auf einen Teller geben und mit dem Pfanneninhalt übergießen. Mit Kressesprossen garnieren.

- Kartoffel-Möhren-Stampf auf einem Teller in der Mitte anrichten, Wildlachs daraufsetzen, mit Kressesprossen garnieren und Champignongemüse drumherum anrichten.

Nährwerte:
650 kcal / 46 g Eiweiß / 38,5 g Fett / 29,5 g Kohlenhydrate / 13,5 g Ballaststoffe / 3 mg Zink und reichlich Omega-3-Fettsäuren

Matjessalat mit Äpfeln und Walnüssen

Für 1 Portion
ca. 20 Min.

100 g Matjes • ½ kleine Zwiebel • frischer Schnittlauch • 2 Zweige Dill • 1 EL gehackte getrocknete Aprikosen • 1 EL gehackte Walnüsse • ½ saurer Apfel (z. B. Cox Orange oder Boskoop) • 1 TL Limettensaft • ½ TL Dijon-Senf • frisch gemahlener weißer Pfeffer • 1 Msp. Deutscher Bienenhonig • 1 Scheibe grobes Vollkornbrot

- Matjes mit Wasser abspülen, trocken tupfen, dann in mundgerechte Stücke schneiden.

- Zwiebel fein würfeln, Schnittlauch in Röllchen schneiden, Dill, Aprikosen und Walnüsse hacken. Den Apfel mit Schale heiß waschen, in feine Streifen schneiden und mit etwas Limettensaft beträufelt vor dem Braunwerden schützen.

- Senf mit dem restlichen Limettensaft, Pfeffer und Honig verrühren. Alle Zutaten gründlich vermischen. Mit frisch getoastetem Vollkornbrot servieren.

Nährwerte:
445 kcal / 19,5 g Eiweiß / 30 g Fett / 23 g Kohlenhydrate / 6,5 g Ballaststoffe und reichlich Omega-3-Fettsäuren

Anti-Entzündungs-Drink

Für 1 Portion
ca. 5 Min.

½ Limette (Saft) • 2 EL Sanddornsaft • 1 EL Deutscher Bienenhonig • 1 TL Weizenkeime oder Bierhefeflocken • 1 Msp. Zimt • 1 Msp. Vanillemark • 2 EL Hafer-Schmelzflocken • 1 Becher probiotischer Joghurt (fettarm, ohne Zucker) • 2 Tassen frisch gekochter abgekühlter Pfefferminztee

- Die halbe Limette auspressen und den Saft mit Sanddornsaft, Honig, Weizenkeimen, Zimt und Vanillemark in einem hohen Plastikgefäß mit dem Pürierstab gut vermischen.

- Die Schmelzflocken, den Joghurt und den Pfefferminztee dazugeben, nochmals kräftig durchmischen.

- Den Drink abgedeckt im Kühlschrank abkühlen lassen und nach Belieben mit frischen Minz- oder Zitronenmelisseblättern servieren.

Nährwerte:
215 kcal / 10 g Eiweiß / 3,5 g Fett / 22,5 g Kohlenhydrate / 4 g Ballaststoffe und 2,5 mg Zink

Empfehlungen von Sven-David Müller

Wichtige Websites und Adressen (Stand: 09.01.2024):
Deutsches Kompetenzzentrum Gesundheitsförderung und Diätetik e. V.:
www.dkgd.de; info@dkgd.de

www.deprom.org
www.dgmim.de
www.omni-biotic.com

Institut Allergosan
Pharmazeutische Produkte-Forschungs-
und Vertriebs GmbH:
www.allergosan.com

biovis Diagnostik:
www.biovis.de;
info@biovis.de

Buchempfehlungen
Ernährungsratgeber Magen und Darm, Müller und Weißenberger, Schlütersche Verlagsgesellschaft mbH

Die 50 besten und 50 gefährlichsten Lebensmittel, Müller, Schlütersche Verlagsgesellschaft mbH

Die 50 besten Blutzucker-Killer, Müller, TRIAS Verlag

Die 50 besten Cholesterin-Killer, Müller, TRIAS Verlag

Die 50 besten Erkältungs-Killer, Müller, Goldmann Verlag

Kalorien-Ampel, Müller, TRIAS Verlag

Low-Carb-Ampel, Müller, TRIAS Verlag

Die Darm-Diät, Frauwallner, Kneipp Verlag

Dank

Ich danke Folker Reuß aus Berlin herzlich für die wissenschaftliche Unterstützung bei der Zusammenstellung und Überarbeitung des Manuskripts.

Bibliografisc he Information der Deutschen Nationalbibliothek
Die Deutsche Nationalbibliothek verzeichnet diese Publikation in der Deutschen Nationalbibliografie;det aillierte bibliografisc he Daten sind im Internet über http://dnb.d-nb.de abrufbar .

Programmplanung: Uta Spieldiener
Projektmanagement: Anja Bippus
Redaktion: Isabel Lück
Umschlaggestaltung: © Thieme
Layout: CYCLUS Visuelle Kommunikation, Stuttgart

Bildnachweis:
Covermotiv und Bild S. 3:
© pavkis/stock.adobe.com – Composed & edited by Thieme
Autorenfoto: SDM

2. Auflage 2024

TRIAS Verlag in Georg Thieme Verlag KG
Rüdigerstraße 14, 70469 Stuttgart, Germany
www.trias-verlag.de

Printed in Germany

Satz und Repro: Reemers Publishing Services GmbH, Krefeld
Druck: AZ Druck- und Datentechnik, Kempten

Gedruckt auf chlorfrei gebleichtem Papier

ISBN 978-3-432-11863-5

Auch erhältlich als E-Book:
eISBN (ePub) 978-3-432-11864-2

2 3 4 5 6

FSC www.fsc.org MIX Papier | Fördert gute Waldnutzung FSC® C008457

Thieme Publikationen streben nach einer fachlich korrekten und unmissverständlichen Sprache. Dabei lehnt Thieme jeden Sprachgebrauch ab, der Menschen beleidigt oder diskriminiert, beispielsweise aufgrund einer Herkunft, Behinderung oder eines Geschlechts. Thieme wendet sich zudem gleichermaßen an Menschen jeder Geschlechtsidentität. Die Thieme Rechtschreibkonvention nennt Autor*innen mittlerweile konkrete Beispiele, wie sie alle Lesenden gleichberechtigt ansprechen können. Die Ansprache aller Menschen ist ausdrücklich auch dort intendiert, wo im Text (etwa aus Gründen der Leseleichtigkeit, des Text-Umfangs oder des situativen Stil-Empfindens) z. B. nur ein generisches Maskulinum verwendet wird.